JN041241

わかる
公衆衛生学
たのしい
公衆衛生学

[第2版]

丸井英二 編

弘文堂

序章

公衆衛生学のどこがおもしろいのか

丸井英二

1. 公衆衛生学は何をするのか？

公衆衛生学ってなんでしょうか？ 病気のことをあつかう医学ならわかるけど、公衆？ 衛生？ なんだろう。以前は、そう思うみなさんも多かったと思います。でも、2020年からの新型コロナウイルス感染症（COVID-19）の世界的な流行（パンデミック）以後、「公衆衛生学」はとても有名になりました。とはいうものの、公衆衛生学が扱うのは決して感染症やパンデミックの話だけではないのです。公衆衛生学の対象はもっと広くて、一言でいうと、自分一人でなく、日本や世界に住む人々みんなが健康に生活するにはどうしたらいいかを考え、実践していく分野です。

でも、その範囲が広すぎて、どこから手をつければいいのかわからない。なにが問題で、どうすれば解決できるのかわからない。わからないことだらけです。でも、問題を少し整理して、今までの人々がどんなことに着目して、どのようにして解決しようとしてきたのか、そしていま、私たちは何をすればいいのか、順序よく勉強していけば、とてもワクワクする新しい知的な体験ができるはずです。そして、私たちが生活するこの世界の人々の暮らしや健康を新しい目で見直すことができるのではないでしょうか？ そして、次世代や、さらに未来に向けてよりよい世界を作っていけるのではないだろうか。そう考えて、この本を作ることにしました。

2. 公衆衛生学は、おもしろくて役に立つ

公衆衛生学は、英語では public health といいます。これは人々の健康、みんなの健康ということです。自分のこと、自分のからだ、自分の健康だけを考えるのではなく、人々のなかで、人々とともに健康について考え、どうしたらよいか模索し、実行することです。

例えば、新型コロナウイルス感染症、インフルエンザ、HIV/AIDS、はしかなどの感染症を考えてみればよくわかります。自分一人だけがその病の流行から逃れることはできません。他の人々や環境とのつながりのなかで人の健康は決まります。広い視野で世界と自分を見直すと、きっと今までわからなかったことが見えてきます。

公衆衛生学は大きく見れば社会哲学・公共哲学であり、世界観でもあります。この世界で生きるということは、一人で生きるのではなく、みんなで生きているということなのです。自分一人の立場を中心にした「私の健康」から「私たちの健康」へ、そしてもっと広く客観的に「一人の健康から、みんなの健康へ」と広げて見ていくツールが公衆衛生学です。それが、「公衆衛生学の視点」です。

私たちは、自分一人だけが健康になることはできないのです。自分も健康に生活し、いまをともに生きている世界の人々とともに、そして次の世代とともに健康で楽しい生活を送るためにも公衆衛生学を勉強してみましょう。

3. 分数の思想

「公衆衛生学の視点」とはなんでしょう？　公衆衛生学は分数の世界なのです。世界の上（分子）と下（分母）とを両方見てみたい、

分子だけでなく分母も考える、そういう分野です。分子は見える世界、分母は見えないかもしれない世界です。南極や北極の海に浮かんでいる氷山のように、見える部分は上のほうだけ。でも、本当はその下の海のなかに、大きな大きな隠れた見えない世界があるのです。見える部分だけにだまされてはいけません。見えないところにこそ、本当の世界が隠されているのです。

さて、世の中にいるたくさんの人々を、公衆衛生学の視点でごく単純に分類すると、「健康な人々（A）」と「病気の人々（B）」とに分けることができます。もちろんその中間に位置する多くの人々がいることは当然ですが、ザクッと二分するとこうなります。そして、健康な人々と病気の人々とを合計した全体の人々を分母とします。そして、病気の人々（B）を分子とします。

$$\frac{\text{病気の人々（B）}}{\text{健康な人々（A）＋病気の人々（B）}}$$

そうすると、全体のなかでの病気の人々の割合が計算できます。すぐわかるように、分子が小さい社会ほど病人の割合が少なく健康的です。逆に、この分子が大きい集団は病人が多く、問題があることになります。

医学では、臨床での医療は分子を対象としています。今まで説明したように、分子は見える人々です。この分子（B）は、病気になって患者となった人々です。医療は病気になった個人を対象として、一人ひとりの治療を目指しています。病院での医療はそういうものです。ただ、治療をすることによって分子にあたる患者数を減らす努力は、モグラたたきゲームのようなところがあります。「出てきたら叩く」を続けていては、いつまでたってもキリがありません。

もうひとつのやり方は、分母に注目して、その左側の「健康な人々（A）」が病気にならないようにすることです。これは治療ではなく予防です。そのためには、いくら分子を見ていても解決はできません。病気になってしまった人たちを見るのではなく、分母に注目します。分母の左と右とを比べて、何が違うのか、なぜ健康な人が病気になるのかを解明し、そして、その原因を取り除いていかなければなりません。公衆衛生学は、この分母を対象とします。「健康な人々」と「病気の人々」を比較しながら、病気になる原因を探り、予防したり、より健康にしたりすること（これが健康増進です）を目的とします。医療とは分子を小さくしようとすることですが、予防とは、分子を大きくしないようにすることです。

ただ難しいのは、病気になった人たちは治療のために病院に現れますが、健康な人々はたくさんいて、しかもふつうに生活しているため、ちょうど氷山の水面下にある隠れた巨大な部分のように、医療の視点からは見えない人々であるという点です。

すべての人は生まれ、生活し、そして最後は亡くなります。健康な一生を過ごすためにはいつも、病気の予防と健康増進に努めることになります。問題が起きてから、病気になってから対処するのではなく、そもそもの不健康の原因を探索していくのが公衆衛生での考え方です。このように、分子と分母の両方を見るからこそ分数の思想はおもしろいのです。公衆衛生学は分数の思想です。今まで、分子だけを見ていた視点を、分母に広げることで世界が広がります。ぼーっとしていては見えないところが見えるようになってきます。そして、きっと社会と世界を見る目が変わるはずだと思うのです。

4. 衛生とは

公衆衛生は人々の衛生です。この「衛生」という言葉は1875（明治8）年頃に長与専斎（［1838-1902］初代衛生局長）が『荘子』からとったものといわれています（彼の自伝である『松香私志』に、そのように書かれています）。長与は、それまでの養生や保健、健康などではなく、新しい概念には新しい言葉を、として作ったと述べています。この明治の頃は、保健とか健康とかいう言葉は既に古めかしくて、「衛生」が新しかったのはおもしろいですね。

この「衛生」について、大阪大学の衛生学教授であった丸山博（1909-1996）は、つねづね「生を衛る」と語っていました。そこには重層的な意味合いがあります。まず「生命を衛る」。そして「生活を衛る。さらに「生産を衛る」。これには「再生産を衛る」という意味合いも含まれています。このように、長与専斎による造語である「衛生」は、「人が健康に誕生し、健康な生活を一生にわたって送り、健康に次世代を残し、さいごに健康に死んでいく」という、一連のプロセスを内包しています。

ここでいう衛生の「生」とは英語でいう Life のことです。よくライフサイエンスといいますが、このライフは生命のことで、生命科学ということになります。でも、Quality of Life（QOL）で使われる Life は生命ではなく毎日の生活であり、QOL は生活の質のことです。英語の Life という言葉も一通りではなく多面的なのです。そしてさらには、一人ひとりの生命や生活を維持するだけでなく、人類という種として次世代を残すことが「再生産（reproduction）」と呼ばれます。一人の人間の寿命は知れています。しかし、集団としての人間は遺伝の仕組みを介して、次世代へと長く継続していきます。衛生は広い概念で、人間の生存と人類の生存そのものを守っていく概念でもあります。公衆衛生学は個人から集団へと視野を広げながら、人々の健康な生活、健康な人類の継続性を考えていきます。

5. 一人では生きられない

公衆衛生学は、一人の健康や病気の問題を扱うのではなく、集団としての人々の健康を把握し、その原因を探し、個別の健康問題を解決、予防したり、さらに、より健康であるために健康増進活動を進めたりするのが役割です。私たちはどうしても自分のことだけを考えがちです。でも、だれもが人々のなかの一人として生まれ、生活し、次世代にバトンを渡していきます。常に人々のなかの一人であって、一人だけで生きることはできないのです。意識的あるいは無意識のうちに人々は助けあっています。

私たちの毎日の食べ物も世界中の人々に支えられています。例えば、2021年には、日本の食料自給率は38%（食糧自給率：カロリーベース）でした。逆にいえば、私たちの毎日の食事の62%は外国に依存している、ということです。これは平均的な話ですので、できるだけ国産の食べ物を食べるようにしている人たちもいますし、一方で価格をおさえようとする大学の食堂や安い居酒屋では食材の海外依存率はもっともっと高くなるでしょう。このように、現代は相互依存がすみずみまで行き渡っていて、国際関係から人間関係まで、まったく孤立して生活するということはあり得ない世界となっています。

健康もまた同じです。自分一人の健康を守ろう、自分だけ病気を予防しようというのは無理な話です。自分の生活に関わりのある地域社会や学校、事業所をはじめとして、国全体さらには世界全体の健康状態が、私たち一人ひとりの健康のあり方を決めていきます。国内だけは何とか守ろうとしても、世界のどこかで新型コロナウイルス感染症や新型インフルエンザ、あるいは新たな感染症が発生すると水際で侵入を防ぐことはほとんど不可能です。江戸時代のように鎖国していれば話は別ですが、いまは飛行機の速度で人々が世界中を動き回っているからです。地球の反対側に感染症が広がるのに数日しかかかりません。自分だけでなく、人々の健康を守ることが自分の健康を守ることにつながります。公衆衛生の思想が私たちの生活を守るとともに、私の生活や健康を守っていることを再認識したいと思います。

6. 虫の目、鳥の目、ドローンの目

私たちは起きた出来事に直接に触れ、そしてその現場を大切にするように、とよくいわれます。それは地面を歩く虫の目です。もちろん現場は大事ですが、現場だけではもっと大切なことを見失うこ

とがあります。ここでいう現場とは公衆衛生学の分数の場合でいえば、分子（病気の人々）のことです。分子だけを見るのではなく、分母という全体のなかで起きてきた分子を見ていかなければなりません。大事なことは一つひとつの事柄だけではありません。それらがどのようにつながっているのか、時間の経過のなかで、なぜ起きてきたのかを理解し、起きてしまったことについてのケア（医療や看護や介護など）をするとともに、これから起きることを予防していかなければなりません。

「木を見て森を見ず、森を見て木を見ず」という言葉があります。個別の出来事だけにとらわれていてはいけない。かといって全体だけを見て、個別の出来事を無視してもいけないということです。ですから、私たちは分子と分母の両方を見ながら「木を見て森も見る」という姿勢を持っていきたいのです。

医学や看護、心理学、福祉や教育学など健康に関わる領域では、個別の臨床も大事ですが、他方で、大きな流れのなかで原因を把握し、予防対策を行っていく疫学的把握も大切です。いわば、個を全体のなかに位置づける努力、それが公衆衛生学の目指すところです。全体的な把握、総合的な把握のなかで個別の現象を理解するということです。

このような視点は、マクロな視点と呼ばれたり、空を飛ぶ鳥の目と呼ばれたりしていました。昔は鳥の目になることは人間にとっては想像だけでした。しかし、コンピュータとつながるドローンができてから、私たちの目は自由になりました。現実に高いところから私たち自身を見てみると、どのように見えるのか、客観的な目を持つことができるようになったのです。

7. 自分中心でなく、もうひとつの目を持つ

人間を、一人に焦点を当てていくのではなく、集団として見ていくためには、それなりのやり方、技術、アプローチが必要です。

まず、公衆衛生学での考え方です。それは、「どうなっているか、なぜ起きているか、どうあるべきか、何をするのか、どのようにすればよいのか」という視点だといえるでしょう。この本では、そうした流れでいくつかのトピックスを取り上げていきます。

また、公衆衛生学は多数の人々を対象とするので、一人ひとりの個性に注目するのではなく、どうしても数として扱うために数量的な技術も必要になります。統計資料をまとめた図や表が多く使われるのもそのためです。全体を把握するためには重要なツールです。

しかし、もう一方で忘れてはならないのは、人々の生活です。社会、文化、歴史というような、数量では表すことのできない健康の背後にある実感であり実態です。人々への共感といってもよいと思います。医学や医療は、人の健康が破綻した時に回復の手助けを身近でしてくれます。しかし、多くの人々を客観的に見る目として公衆衛生学的視点はあります。医学・医療と公衆衛生学とは互いに補完しているのです。

それは、自分だけの世界、自分中心に世界が回っているという地動説的な世界観から、人々を上の方から客観的に見る「ドローンの目」という、もうひとつの視点を持つことだといえるでしょう。さきほど「どうなっているか、なぜ起きているか、どうあるべきか、何をするのか、どのようにすればよいのか」といいました。このように、自分自身だけでなく、さらに客観的に人々を対象として把握し、原因を探り、問題点の解決を目指していく一連のプロセスが公衆衛生学です。そこには、「私たちはこうありたい」「私たちの生活はこうあるべきだ」という理想や倫理感が現れてくることになるでしょう。

8. 一人だけ健康になることはできない

私たちは健康でありたいと考えています。健康であってはじめて、やりたいことが思いきってできます。この時、「健康」というのは決して誰でも同じように一様なのではありません。ある一線で区分できるものでもありません。自分の持っている可能性を使って環境に適応し、挑んでいく。そのダイナミックな姿が「健康」です。本書のあちこちで、多様な人々からなる集団が論じられています。人間の集団を考えることは、平均的なノッペリとした人間を想定するのではありません。様々な人々がいる多様性を前提としているということです。

ある人が「他の人たちはともかく、自分だけは健康になろう」と考えても、それは無理です。人は他の人々とともに健康になります。他の人々を健康にすることができれば、自分も健康になっていきます。感染症の歴史がそれを示しています。生活習慣病は自分だけの責任かというと、そうではなく、取り巻く環境の善し悪しが生活習慣病になるかどうかを左右することもあります。また、生まれつきの遺伝がすべてを決めるのではないことも学びます。どのような環境で生活するかを決めるのは、いまからでも遅くありません。自分たちの環境を選択し、変えていくのは私たちです。

「私たち」といいましたが、「私たち」とはいったい誰のことでしょう？ それは、私の身近な家族であり、友人であり、地域の人々であり、まだ会ったことはないけれど同じ国で暮らす人々であり、私たちが食べる食料を生産してくれている海外の様々な人々であったりします。つまり、いま地球でともに生きている人々が「私たち」です。そこから考えていけば、いまの「わたし」を作り上げた過去に生きていた人々、両親、おじいさん、おばあさんに始まって、今まで地球に暮らしていた人々は、遺伝的にも私自身のなかに生きている「私たち」です。すると、わかりますね。これから現れる未来の人々（子孫といってもよいのですが）もまた「私たち」です。現代の環境問題はいまの私たちのためだけでなく、未来の「私たち」のために取り組んでいかなければならないことです。

自分一人でない「私たち」の生命、生活、人生をよりよいものにしていこうという努力が、人々の健康の研究の先にあります。世代を超えて、地域を超えて、想像力の世界で人々の健康を考えていきましょう。

9. 木を見て森も見る

先ほど、「木を見て森を見ない」とか「森を見て木を見ない」とかいう言葉があるといいました。小さいところだけ、個別のことだけにとらわれて、全体を見失ったり、逆に大きなところだけを見て、個別の出来事を見失うことを表しています。人々の健康を目標にしていても、一人ひとりが不幸になってはいけません。ぜひ「木を見て森も見る」という欲張った考え方をしましょう。一人ひとりの痛みや苦しみを理解し共感しつつ、でも、より大きな視野で人々の健康、「私たち」の健康を冷静に見つめて、対処していくことです。

世界のどこでも、なんであっても、何かが起こる時、いきなり瞬間的に起きるわけではありません。わずかではあっても時間がかかり、あるメカニズムがあって起きてきます。まずは、出来事の出てくる順に根っこの方から見直していきましょう。本書では、まず現実に起きているいろいろな健康問題（第Ⅰ部）に対して、公衆衛生の方法論（第Ⅱ部）がどのようにできてきたのか、そして、その方法を活用することで、どのように解決しようとしているのか（第Ⅲ部）を見ていきます。そうすると、今までのタテに並んでいた個別の項目別のならびを、ヨコに（横断的に）くくって見ていくことができます。ものごとは互いに関係しあっています。出来事そのものだけでなく、関係のネットワークを見ていく、それが多様性を持った木と木の全体（＝森）を見ていくことにつながるでしょう。

健康の問題はいつの時代にも、どこにもありました。それを公衆衛生学の視点で捉え直して、これまでの人々がどのように問題を理解し、解決しようとして対処してきたか、本書を通じて身をもって追体験していきたいと思います。そのための手段として公衆衛生学は役にたちます。読み終わって、わかってくると公衆衛生学はたのしくなります。

目次

第Ⅰ部

人々の健康と病気、何が違うのか

第1章
時とともにどのように変化したのか

山内太郎

1. はじめに：人類の歴史の4段階

約30万～20万年前にアフリカで誕生した人類（現生人類、**ホモ・サピエンス**）は、長い時間をかけてゆっくりと人口を増やしてきましたが、1万年程前に農業を開始するとともに急激な人口増加が始まりました。そして250年程前に**産業革命**が起こり、人口は爆発的に増加し始めました。現在（2023年）、世界人口は80億人を超えています。日本では少子化により人口減少が始まっていますが、世界では途上国を中心に人口増加が続いています。これまで、私たち人類はどのように人口を増やしてきたのでしょうか。そして、人口の変化とともに、人々の病気や健康はどのように変化したのでしょうか。本章では、人口の変化と疾病の変化について、人類の歴史を振り返ってみます。人口の変化（出生、死亡、移動）に基づいて人類の歴史を振り返ると、4つのフェーズに大別できます（大塚，2015）。

- **第1フェーズ**：アフリカのなかで人口をゆっくり増加した時期
- **第2フェーズ**：アフリカを出て世界へ移住した12万5,000年程前
- **第3フェーズ**：定住し、農耕を始めた1万年前
- **第4フェーズ**：ヨーロッパで始まった産業革命、そして人口転換（多産多死から多産少死）による人口爆発。先進国は少産少死へ、そして現代

本章では、考古学的資料から推測される第1、第2フェーズはま

とめて考えます（**第２節**）。第4フェーズは産業革命から現代までの250年間程ですが、第二次世界大戦後の1950年前後で分けて考えます（**第４節、第５節**）。このフェーズは、人類が地球規模の環境変化をもたらした時代として「人新世」と呼ばれています。

2. 現生人類の誕生と狩猟採集生活

A. 人口

約30万～20万年前、**ホモ・サピエンス**がアフリカで誕生した頃の人口は5,000人程と推定されています。ホモ・サピエンスはアフリカで人口を増やし、地球が温暖だった12万5,000年程前にアフリカを出て、さらに7万年程前に広域への拡散が始まりました。その頃の人口は50万人程と推定されています。農耕が開始された1万2,000年前の人口は500～800万人と推定されていることから、20万～30万年という途方もなく長い期間に人口は1,000倍程度にしか増えなかったということです。ちなみに1万2,000年前の人口が1,000倍になると、ほぼ現在の人口80億人になります。つまり、ホモ・サピエンスが誕生してから農耕が開始されるまでの約20万～30万年間で人口が1,000倍になり、農耕開始から1万年程経った現在までに、さらに人口は1,000倍になったということです。

この時代、人類は50名程の小さな**血縁集団（バンド）**による遊動生活を営み、世界各地で狩猟採集を行っていました。自然の動植物に食料を依存しているため、限られた生活環境のなかで人口が多すぎると十分な食べ物が入手できません。したがって、狩猟採集民の人口密度は非常に低いです。現代の狩猟採集民の研究では、人口密度は1 km^2あたり0.1人以下と推定されています。

B. ライフスタイル

この時代の人々のライフスタイルは、考古学的資料から推測されています。また、1950年代から現代の狩猟採集民について本格的な学術調査が行われるようになりましたが、1万年以上前の狩猟採集民と現代の狩猟採集民は、生活環境もライフスタイルも大きく異なっていることに注意が必要です。狩猟採集民は、陸上動物の狩猟や水生動物の漁労、そして植物の採集を行います。野生の動植物のみを食べていると考えると、彼らの食事は質も量も貧弱であるように思えるかもしれません。ところが、食べられるものならば何でも食べて生存を維持していたため、食物の種類は多様です。野生の植物にはビタミンやミネラルが多く含まれています。主食の作物に強く依存し、食物の種類が乏しい農耕民に比べて、狩猟採集民の食の質は高かったといえます。一方、量に関しては集団を養えるギリギリの水準で、しばしば食料不足に陥ったと考えられます。

身体活動について考えてみます。身体活動量は1日のエネルギー消費量（消費カロリー）で評価することができます。体格の違いを考慮するため、基礎代謝量（BMR）でエネルギー消費量を標準化した身体活動レベル（PAL）でみてみると、現代の狩猟採集民のPALは男性平均1.9、女性平均1.8と推定されています。この値は後述する農耕民の平均値よりも若干低いです。狩猟や漁労は身体負荷、すなわち単位時間当たりのエネルギー消費量が高い活動が多いですが、継続する時間が短いため、1日＝1,440分のエネルギー消費量を平均すると、それほど高い身体活動レベルにはならないのです。

C．健康、疾病

一万年以上前の狩猟採集社会は小規模の集団で遊動生活を行っていたため、**感染症**は少なかったと考えられています。主な健康リスク要因として、狩猟採集や漁労そして移動に伴う怪我、シラミなどの寄生虫や蟯虫（ぎょうちゅう）、野生動物との接触によるウイルスや細菌への感染が推測されます。一方、現代の狩猟採集社会では、胃腸や呼吸器への感染、マラリアや結核などの病気、暴力や事故が死亡原因の多くを占めています。現代社会の健康問題である糖尿病、心疾患、高血圧、がんなどの非感染症の病気はほとんどみられず、痛風、近視、虫歯、扁平足、アレルギーといった「現代病」もほぼありません。

進化という視点でみると、現代の私たちの身体は、人類の歴史の95%以上を占める狩猟採集時代の環境やライフスタイルに適応しているといえます。すなわち、農業や牧畜が始まる以前にはあまり食べられなかった糖、でんぷん、脂肪ではなく、食物繊維の豊富な果実や野菜、木の実、種子、塊茎、脂肪の少ない肉など雑多な食物を摂取する食生活に適応していると考えられます。加えて、1日に何kmも歩いたり、走ったり、地面を掘ったり、木に登ったり、重い物を持ち運んだりする持久力の高い身体に進化しているのです。

3. 農耕社会

A. 人口

農耕が開始された約1万2,000年前の人口は500〜800万人と推定されています。狩猟採集民の定住化による人口増加から、**人口支持力**（食糧資源を最大限に利用した場合の人口）が飽和状態に達し、野生の動植物だけを食物とするライフスタイルの限界から農耕と家畜飼育が始まったと考えられています。さらに、全世界的な気候変動も狩猟採集から農耕への生業変化の要因と考えられています。

技術の進歩によって作物の生産性が高まり、人口が増えました。地域社会の人口が増えると集団を統率するためにリーダーが必要となります。社会が階層化され、権力を持つ支配階級が生まれました。余剰の作物を保存・貯蔵できるようになり、農作業に従事せずに、宗教や芸術や科学技術に専念する人々が現れました。このように多様な職業が生まれて、都市が形成されていきました。

その後はメソポタミア文明、エジプト文明、インダス文明、黄河文明などの古代文明が成立し、各都市に人口が集中しました。戦争や感染症の流行によって人口が減少する地域もありましたが、全般的には農業技術の革新と普及によって人口は増加していきました。

一気に時代を繰り上げます。15世紀の大航海時代には新大陸がヨーロッパ人に「発見」され、移住が行われました。17世紀になると**農業改革**による生産性の向上と、それに伴う人口増加が起こり、18世紀には世界の人口は7億人を超えました。

B．ライフスタイル

旧大陸では1万年以上前、新大陸でも7,000〜6,000年前になると定住生活が始まりました。野生植物を栽培化して農業を開始し、野生動物の家畜化も始まりました。牧畜は農耕に不向きな自然環境の厳しい地域で行われました。言い換えれば、人類は牧畜によって植物がほとんど生育しない乾燥地帯への進出が可能になったのです。

定住生活、農業・牧畜の開始によってライフスタイルが大きく変化しました。集住することによって、人々の協働、相互援助、物の贈与や交換が盛んに行われるようになりました。人口が増加し、地域社会が大規模かつ複雑化し、**古代文明**が成立しました。

食生活についてみてみると、農耕民は主食となる作物（コムギ、コメ、トウモロコシ、ジャガイモなど）に偏った単調な食生活を送ってきました。狩猟採集民が食べていた様々な野生の植物に比べて、農耕民の食生活では食物繊維やたんぱく質、ビタミン、ミネラルが乏しいため、食物の質は低かったのです。また、主食に過度に依存しているため、季節的な食料不足や飢饉に何度も悩まされました。

自然のなかで動植物を獲得する狩猟採集に比べて、自然を改変して作物を栽培する農業は、仕事の種類が多いのが特徴的です。例えば、農地を開拓し、土を耕し、肥料をやり、種を播き、雑草を除き、害虫や動物から作物を守らなければなりません。さらに、作物が実れば、収穫、脱穀、乾燥、種子の貯蔵などの仕事があります。このように、農業には休みない肉体労働が要求されるのです。

身体活動レベル（PAL）をみると、現代の自給自足的な農耕民のPALは、男性平均2.1、女性平均1.8であり、先述した現代の狩猟採集民のPALよりわずかに高いのみです。子どもの労働力に着目して考えてみます。狩猟採集社会では、子どもによる食物獲得はほとんど期待されていないのですが、農耕社会においては農作業、家事、子守りなど子どもの労働力が欠かせません。

農耕民と同様、牧畜民の労働内容も、家畜を放牧して牧草を食べさせる、水を与える、家畜の病気やけがの治療、家畜の繁殖に関係する労働、搾乳、屠殺・解体、皮の加工など多岐にわたっています。牧童という言葉があるように、家畜の放牧や世話には、子どもが大きく関わっています。狩猟採集に比べて農耕牧畜が要求する高い労働力は、成人のみならず、子どもにも担われていたといえます。

C．健康、疾病

狩猟採集民として遊動的な生活を送っていた時代には、**感染症**のリスクは小さかったのですが、定住化して集住すると人口密度が高くなり、感染症のリスクが増大しました。家畜飼育によって動物の糞便に接触する機会が増えたことも感染症の原因となりました。主食の作物の栽培に注力して収穫量は増えましたが、栄養の多様性と質は大きく損なわれ、ビタミンCの不足による壊血病、ビタミン B_1 の不足による脚気、ヨウ素の不足による甲状腺腫、鉄分の不足による貧血といった病気のリスクが高くなりました。

さらに、主食の作物に含まれるでんぷんの摂取過剰が原因で、虫歯や**糖尿病**などもみられるようになりました。数種類の作物に依存しているため、旱魃、洪水といった気候変動、植物の病気、疫病や戦争などによって、周期的な食料不足や飢饉に苦しめられました。

狩猟採集から農業への生業形態の移行は、人々の身体にも影響をもたらしました。考古学の研究から、農耕開始後しばらくは体格の向上がみられたものの、長期的には反転して、数千年間で数 cm から 10 cm の身長低下が起こったことがわかりました。農耕が開始されてから、歯や骨に刻まれた感染症や飢饉の痕跡も増えてきました。

4．産業化

A．人口

18 世紀に入ると世界人口は 7 億人を超え、1 万 2,000 年前の**農業**

革命以上の大きな変化が起こりました。1760年代にイギリスで起こった**産業革命**です。産業革命はイギリスからヨーロッパ、そして世界に広がりました。日本の産業革命は、イギリスから100年程遅れた明治時代の1880年代に始まり、1900年頃に完了しました。

産業の変化によって人々の生活も社会も大きく変わりました。農業など第一次産業の従事者が減り、商鉱工業に従事する者が増えると、都市に多くの労働者が集まり都市化が進みました。連動して、「多産多死」から「多産少死」を経て、「少産少死」へと移行する「**人口転換**」が起きました。イギリスではおよそ1750年代から1930年代までの180年の間に人口転換が起き、アジアでは日本が最も早く、1880年頃から人口転換が始まり、1950年代に終了しました。

人口転換では、まず多産多死から**死亡率**が低下して、多産少死となり、**人口爆発**が起きます。1750年から1950年までの200年間に、世界人口は7.2億人から25.3億人へと3倍以上に増加しました。死亡率の低下の背景には、技術革新に支えられた農業の生産性の向上による食料供給の安定、医学・公衆衛生の進歩と下水道施設の整備による感染症の罹患の減少、重篤化の防止などがあります。

人口転換の次のステップである、多産少死から少産少死への移行は、**出生率**の低下が要因です。出生率を下げる原因は、生涯独身者の割合の増加、初婚年齢の遅延、出産間隔の延長（意図的な出産抑制）です。希望する子どもの数に達すると、意識的な出産抑制が多くなされることがわかっています。その背景として、農業から工業へという産業構造の変化により、労働力として子どもを多く持つ必要性が減ったこと、一方で子どもの養育に必要な費用が増えたこと、大家族から核家族への移行などがあります。また、子どもの死亡率が低下したことも出産抑制の要因です。

B．ライフスタイル

狩猟採集社会や農耕牧畜社会では、主に男性がやる仕事、女性がやる仕事という性別による分業が行われていましたが、産業革命以降、工場や会社で働いて得た賃金で生活するようになると、性別による分業は変化しました。男性が家の外で働いて賃金を稼ぎ、女性が家で家事を行う主婦というライフスタイルが一般的なモデルとして広まりました。

また、農業に機械が導入され、人力や畜力にすべてを頼らなくてすむようになりました。日常生活も機械化が進み、身体負荷が軽減しました。移動手段として、自転車、オートバイ、車、汽車、飛行機が発明され、人々の行動範囲は飛躍的に拡大しました。食料生産および流通の技術も進み、近郊農村から都市に食料が供給されるようになりました。さらに、工場で生産・加工された食品も流通するようになると、食料供給の安定によって人々の栄養状態は向上し、体格も大きくなっていきました。

機械によって生活が便利になると、労働における身体負荷も低くなり、都市に暮らす人々の身体活動量は低下しました。一方、食料が大量生産されるようになり、エネルギーや主要栄養素（たんぱく質、脂質、炭水化物）の摂取量は増大しました。

C．健康、疾病

産業革命による工業化の進行とともに、劣悪な労働環境が増えました。都市に人口が集中したことで生活環境も悪化しました。し尿が適切に処理されず放置され、汚染された飲み水や食べ物によって**コレラ**が蔓延し、世界的な大流行（**パンデミック**）を引き起こしました。しかし、19 世紀後半に下水道が施設され、1883 年にドイツの細菌学者コッホ（Koch, H. H. R.）がコレラ菌を発見したことによって、コレラのパンデミックは終息しました。一方、21 世紀の現在においても、インドやサハラ以南アフリカの国々では雨季になるとコレラの局所的な流行に悩まされています。

工業化は負の側面ばかりではなく、人々の健康の改善に一翼を担った一面もありました。技術革新による農業の生産性の向上によって食料供給が安定したことで栄養状態が向上し、乳幼児死亡率も低下、寿命も延びました。こうした死亡率低下の背景には、医学の進歩に加えて、下水道など衛生システムの整備等が挙げられます。

5. 1950年代～現代

A. 人口

1950年の世界人口は25.3億人だったと推計されています。産業革命と連動して始まった**人口転換**は、先進国では1930年代から1950年代に終わりを迎えて**少産少死社会**に移行しました。一方、途上国（特にサハラ以南アフリカ地域）においては、現在も多産少死社会が進行しており、**人口爆発**が続いています。したがって世界全体としては人口が増加しています。2022年に世界人口は80億人を超え、約70年間で3倍以上になりました。

1960年代後半に世界人口の年増加率が2％を超え、人口増加が人類の生存を脅かすという危機感が広がりました。1972年に世界の学識者からなる民間シンクタンクのローマクラブが**『成長の限界』**を出版し、途上国の人口増加に警鐘を鳴らしました。世界人口が40億人を超え、国連「**世界人口年**」に指定された1974年、ルーマニアのブカレストで「**世界人口会議**」が開かれ、国家主導型の人口抑制的な**家族計画**が途上国で行われるようになりました。20年後の1994年にエジプトのカイロで開かれた「**世界人口開発会議**」では、女性の性と妊娠・出産に関する自己決定権の尊重を重視する「**リプロダクティブ・ヘルス/ライツ**」が議論され、人口問題解決のアプローチが、国家政策というマクロの視点から、個人の健康や生活というミクロの視点へとパラダイムシフトが起こりました。この潮流は、国連の**ミレニアム開発目標**（**MDGs**：目標5b）、**持続可能な開発目標**（**SDGs**：目標3.7および5.6）に受け継がれています。

B. ライフスタイル

20世紀半ばから高度に産業化が進み、**ホワイトカラー**と呼ばれる生産に直接的に関わらない非現業的な労働者が増えました。日本では、戦後の高度経済成長期に家庭用電気機器が普及し、家事労働は軽減しました。また、1972年に「勤労婦人福祉法」、1986年に「男女雇用機会均等法」(2007年に改正法施行)、そして1999年に「男女共同参画社会基本法」が施行され、女性の社会進出が進んでいますが、先進国のなかでは立ち遅れています。

農業革命を第一の革命、産業革命を第二の革命とすると、第三の革命となる**情報革命**(情報通信革命、IT革命、ICT革命)が現在進行中です。情報化社会といわれる現在、インターネットによって人々のライフスタイルは大きく変化しました。電源とインターネット環境があればどこでも仕事ができるようになり、モバイルワークやノマドワークという働き方も増えています。情報革命は現在、先進国から新興国、そして途上国へとグローバル化の途上にあります。また、先進国においても、AI(人工知能)やIoT(モノのインターネット)、VR(仮想現実)など新しい技術革新が起こっています。

C. 健康、疾病

第二次世界大戦が終わり、経済復興期を経て大量生産大量消費の時代が到来しました。日本でも高度経済成長が起こり、それに伴い、栄養状態が改善されて体格が向上しました。一般に祖父母世代よりも両親世代、同様に両親世代より子ども世代の体格が大きいことが常識ですが、戦後70年間の高校3年生(17.5歳)を調査したデータによれば、1990年代の前半に日本人の身長の時代変化が終了したことがわかっています(男子平均171 cm、女子平均158 cm)。

一方、高度経済成長が終わりを迎えた1970年代からは子どもの**肥満**が問題となってきましたが、1995年から2005年の10年で体重増加はピークを迎え、現在は減少傾向です。それに伴い肥満の子どもの割合も2005年からは低下傾向にあります。日本と同様、先進国では肥満の割合の増加は止まりました。ところが肥満は世界規模で増大しています。途上国(都市部)で肥満が増えているからです。世界の肥満者の2/3は途上国に暮らしているのです。

多産多死から多産少死を経て、少産少死への移行が「**人口転換**」と呼ばれるのに対して、周産期疾患および感染症から、肥満、糖尿病、がんなど非感染症への疾病構造の変化は「**疫学転換**」といわれます。先進国では疫学転換は既に終了して、現在は**生活習慣病**が健康問題となっていますが、多くの途上国ではこの転換がモザイク状で、感染症と非感染症の両方の問題を抱えています。同様のことは子どもの栄養や成長においても存在しています。途上国では低身長や低体重といった子どもの栄養不良や成長遅延が問題ですが、都市部においては先進国と同様に肥満も増加しており、「栄養不良の二重負荷（double burden）」といわれています。

6. まとめ

私たち人類は、農業を開始した1万2,000年前から1,600倍以上（推定500万人から現在の80億人）に人口を増やしています（国連経済社会局, 2022）。世界では貧困、戦争、飢餓、感染症などで苦しんでいる人々が大勢いるとはいえ、これまでの歴史で前例のない多くの人々が十分な食料を得て、長命で健康に暮らしています。

長い狩猟採集時代の後に起こった農業革命のおかげで食べ物が増え、人口が増えましたが、農耕牧畜民は狩猟採集民よりも長時間働かなければなりませんでした。また健康状態も悪化し、感染症に苦しめられ、栄養の質の低下によって体格が小さくなりました。寿命が延びたり、乳幼児死亡率が下がったりといった健康状態の向上は、産業革命以降ここ数百年間の新しい出来事といえます。

現在、人類史上初めて、世界の多くの人々が食料の過剰に直面しています。そして先進国や途上国の都市部においては成人の多くが肥満で、子どもも肥満化傾向にあります。睡眠不足、ストレスや不安やうつに悩まされる度合いも高くなり、近視も増えています。

公衆衛生と医療の進歩によって乳幼児死亡率は低下し、寿命は長くなりましたが、一方で、人類史の95％以上の長い時間を占める狩猟採集生活に適応した私たちの身体は、急激な生活環境とライフスタイルの変化についていけず、様々な健康問題が生じています。

新型コロナウイルス感染症（COVID-19）は、2019年12月初旬に中国の武漢市で第1例目の感染者が報告されてから、わずか数ヶ月ほどの間にパンデミックといわれる世界的な流行となりました。現在（2023年3月）、ロックダウン（都市封鎖）は解除され正常化へ向かっているものの、終息のめどは立っていません。

国連は、現在（2023年）80億人の世界人口が、2080年代には約104億人でピークを迎える可能性があると予測しています。120億人と推定されている地球の人口支持力を超えずに世界人口の増加が終わる可能性があることは人類にとって幸福といえるかもしれません。世界人口の2つのトレンド、すなわち人口減少の渦中にある日本および先進国、そして現在人口増加中にもかかわらず、近い将来に急激な人口減少を迎える途上国を理解し、世界全体としては人口増加が今世紀末まで続くこと、また、感染症パンデミックや地球温暖化による気候変動などを見据えて、地球規模で人々の健康を考えていかなければなりません。

推薦図書

◎**ダイアモンド，J. M.／倉骨彰訳『銃・病原菌・鉄』上・下**（草思社，2000）
人類の文明の発達に世界で格差がみられたのはなぜか。1万年にわたる人類の歴史を進化生物学、生物地理学、文化人類学、言語学など幅広い学問分野の知見から解き明かしている。

◎**トゥロースル，J. A.／木原正博・木原雅子訳『疫学と人類学』**（メディカル・サイエンス・インターナショナル，2012）
人間の健康と疾病に影響を与える要因である文化・社会の側面に着目し、人類学の知見を踏まえた疫学研究、疫学と人類学の統合的アプローチについて具体的な事例を示している。

◎**ハラリ，Y. N.／柴田裕之訳『サピエンス全史』上・下**（河出書房新社，2016）
20万年程前にアフリカで誕生した現生人類（ホモ・サピエンス）は、他の人類をおさえて世界に拡散して文明を築いた。その謎を認知革命、農業革命、科学革命という3つの革命を軸に解き明かしている。

◎**ジー，H.／竹内薫訳『超圧縮 地球生物全史』**（ダイヤモンド社，2022）
Nature の生物学シニアエディターが、知見の広さを活かしつつ、研究の最前線から得た情報を元に、地球に生命が誕生してから現在まで生命38億年の旅をたどる。さらに、私たち現生人類、ホモ・サピエンスの「未来と終末」までが語られている。

第2章
場所によって何が違うのか

友川 幸

1. 世界の健康格差

A. 地域別の平均寿命と健康寿命

人々の健康状態を示す指標の代表的なものに**平均寿命**と**健康寿命**があります。平均寿命は、その年に生まれた子どもの平均余命（出生時平均余命または0歳の平均余命）です。健康寿命は、世界保健機関（World Health Organization: WHO）が2000年に提唱した概念ですが、「健康上の問題で日常生活が制限されることなく生活できる期間」と定義されています。2022年の世界保健統計によると、2019年に生まれた子どもの平均余命は、男児で70.8歳、女児で75.9歳となっています（WHO [a], 2022)。2000年の世界保健統計では、出生時平均余命は、男児で64.4歳、女児で69.3歳でした。19年の間に、男女ともに平均余命が5年以上伸びました。

では、この平均寿命や健康寿命には、居住する地域によってどのような差があるのでしょうか？ 表2-1では、地域別の出生時平均余命と健康寿命を示しています。2000年と2019年のデータを比較すると、すべての地域において、出生時の平均余命と健康寿命の双方が伸びています。

一方で、WHOによる6つの地域区分（図2-1）ごとのデータをみると、2019年の男女を分けない全体での出生時平均余命は、ヨーロッパ地域で78.2歳と最も高く、一番低いアフリカ地域では、64.5

表 2-1　2000 年、2010 年と 2019 年の地域別の出生時の平均余命と健康寿命（WHO［b］より筆者作成）

WHOによる区分	年	出生時の平均余命（年）			出生時の健康寿命（年）		
		全体	男性	女性	全体	男性	女性
世界全体	2019	73.3	70.8	75.9	63.7	62.5	64.9
	2010	70.5	68.0	73.2	61.5	60.2	62.9
	2000	66.8	64.4	69.3	58.3	57.1	59.6
アフリカ地域	2019	64.5	62.4	66.6	56.0	55.0	57.1
	2010	59.5	57.7	61.3	51.8	51.0	52.6
	2000	52.7	51.1	54.3	45.8	45.0	46.6
アメリカ地域	2019	77.2	74.5	79.8	66.2	64.8	67.5
	2010	75.4	72.5	78.4	65.0	63.4	66.6
	2000	74.1	71.1	77.1	64.1	62.5	65.7
東南アジア地域	2019	71.4	69.9	73.1	61.5	61.1	61.9
	2010	68.1	66.4	70.0	58.7	58.1	59.3
	2000	63.4	62.2	64.6	54.5	54.4	54.7
ヨーロッパ地域	2019	78.2	75.1	81.3	68.3	66.6	70.0
	2010	75.7	72.1	79.3	66.3	64.2	68.5
	2000	72.5	68.4	76.6	63.7	61.0	66.4
東地中海地域	2019	69.7	68.3	71.3	60.4	60.2	60.7
	2010	67.6	66.0	69.3	58.7	58.4	59.1
	2000	65.0	63.5	66.7	56.6	56.3	57.0
西太平洋地域	2019	77.7	74.8	80.8	68.6	67.0	70.2
	2010	75.5	72.5	78.7	67.0	65.4	68.8
	2000	72.4	69.8	75.3	64.3	62.9	65.8

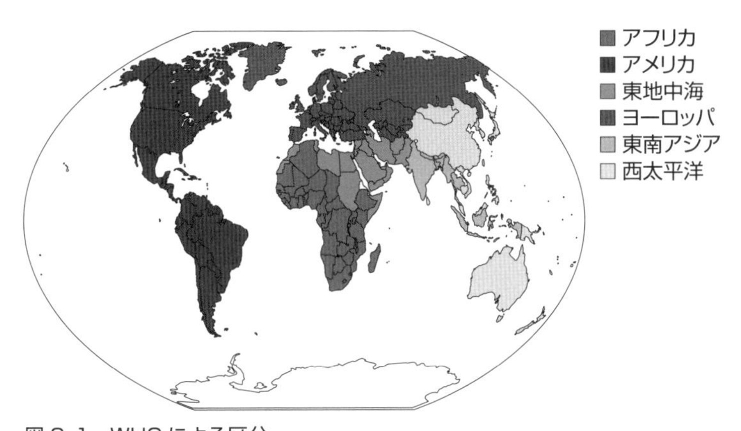

図 2-1　WHO による区分

出典）https://ja.wikipedia.org/wiki/%E4%B8%96%E7%95%8C%E4%BF%9D%E5%81%A5%E6%A9%9F%E9%96%A2

歳となっており、約 14 年の差があります。女性のみのデータを比較すると、出生時平均余命の最も高いヨーロッパ地域と最も低いアフリカ地域の間には、約 15 年の差があります。同様に、健康寿命では、西太平洋地域が68.6歳（全体）と最も高く、一番低いアフリカ地域の56.0歳（同）との間に約13年の差があります。一方、女性のみのデータで比較すると、最も高い西太平洋地域と最も低いアフリカ地域の間には、約13年の差があります。このように居住地域により人々の平均寿命や健康寿命には大きな差があるのです。

B．地域別の子どもの健康状態

ある特定の国や地域における子どもの健康状態を示す代表的な指標に5歳未満児死亡率と、新生児死亡率があります。5歳未満児死亡率は、出生時から5歳になる日までの死亡確率で、出生千人当たりの死亡数で表します。また、新生児死亡率は、生後4週間（28日）未満での死亡確率で、出生千人当たりの死亡数で表します。

表2-2　地域別の5歳未満児死亡数と新生児死亡数（WHO［c］及びWHO［d］より筆者作成）

WHOによる区分	年	5歳未満児死亡数（出生千対）			新生児死亡数（出生千対）		
		全体	男子	女子	全体	男子	女子
アフリカ地域	2020	73.8	79.1	68.3	50.4	55.2	45.3
	2010	99.7	106.2	92.9	64.4	70.4	58.1
	2000	150.1	158.1	141.7	90.8	98.1	83.2
	1990	176.3	185.1	167.1	105.7	113.6	97.4
アメリカ地域	2020	13.4	14.7	12.1	11.5	12.6	10.3
	2010	18.2	19.8	16.4	14.9	16.4	13.3
	2000	26.3	28.8	23.7	21.9	24.1	19.5
	1990	42.8	46.4	39.1	34.0	37.3	30.5
東南アジア地域	2020	30.2	30.5	29.8	25.0	25.7	24.3
	2010	52.5	51.3	53.7	41.0	41.3	40.7
	2000	83.8	81.7	86.0	61.5	62.6	60.3
	1990	119.1	118.0	120.3	84.0	87.5	80.2
ヨーロッパ地域	2020	7.8	8.6	7.0	6.7	7.5	6.0
	2010	11.7	12.9	10.4	10.0	11.0	8.8
	2000	21.1	23.2	19.0	17.4	19.3	15.5
	1990	30.8	33.6	27.8	24.7	27.3	22.0
東地中海地域	2020	46.2	49.3	43.0	36.7	39.8	33.3
	2010	60.4	63.8	56.7	46.7	50.5	42.7
	2000	81.1	84.8	77.3	61.3	65.7	56.6
	1990	104.4	107.5	101.2	77.1	81.7	72.2
西太平洋地域	2020	11.7	12.7	10.7	9.2	9.9	8.3
	2010	17.8	19.2	16.4	14.1	15.2	13.0
	2000	34.9	37.1	32.4	28.0	30.0	25.9
	1990	51.8	54.5	48.9	40.5	43.0	37.9

表2-2は、1990年から2020年までの約10年ごとの各地域の5歳未満児死亡率と新生児死亡率を示しています。1990年と2020年を比べると、どちらの指標でもすべての地域において、減少傾向を示しており、特に、西太平洋地域では、5歳未満児死亡率が、約1/5にまで減少しています。一方で、アフリカ地域では、2020年の時点においても、出生千人あたりで73.8人、実に、13人に1人の子どもが5歳までに亡くなっていることになります。なお、2020年のデータで、5歳未満児死亡数が最も多いアフリカ地域と、最も数値の低いヨーロッパ地域を比較すると、約9倍の差があります。同様に、新生児死亡数においても、最も多いアフリカ地域と最も少ないヨーロッパ地域の間には、約8倍の差があります。このように居住している地域によって、子どもの健康状態にも大きな差があるのです。

C．地域別の死因

国の疾病構造を理解する指標のひとつとして死因に関するデータがあります。表2-3は、2019年の地域別の死因のデータを示しています。アフリカ地域では、下気道感染症、下痢症、HIV/AIDS、寄生虫および媒介性疾患、マラリア、結核等の感染症、そして出生時仮死および分娩損傷等や早産の合併症等、出生時に生じる健康問題が上位の死因となっています。また、同時に虚血性心疾患や脳卒中等の生活習慣に関わる疾病も死因の上位を占めています。一方、その他の地域では、虚血性心疾患、脳卒中、慢性閉塞性肺疾患等の生活習慣に関わる疾病が死因の上位を占めています。また、脳卒中と虚血性心疾患は、全地域において死因の上位10位に入っています。このように、居住している地域によって、人々の死因は異なります。

表 2-3　地域別の死因［2019 年］（WHO［e］より筆者作成）

順位	**アフリカ地域**	死亡者数（千人）	全体に占める割合	**アメリカ地域**	死亡者数（千人）	全体に占める割合
1	下気道感染症	774	9.9	虚血性心疾患	1,091	15.2
2	下痢症	496	6.4	脳卒中	478	6.7
3	HIV/AIDS	435	5.6	アルツハイマー及びその他の認知症	390	5.5
4	寄生虫および媒介性疾患	434	5.6	慢性閉塞性肺疾患	378	5.3
5	虚血性心疾患	429	5.5	下気道感染症	317	4.4
6	脳卒中	426	5.5	虚血性脳卒中	264	3.7
7	マラリア	388	5.0	気管、気管支、肺がん	256	3.6
8	結核	378	4.9	腎臓病	254	3.6
9	出生時仮死および分娩損傷	340	4.4	その他の循環器疾患	219	3.1
10	早産の合併症	340	4.4	出血性脳卒中	213	3.0

順位	**東南アジア地域**	死亡者数（千人）	全体に占める割合	**ヨーロッパ地域**	死亡者数（千人）	全体に占める割合
1	虚血性心疾患	2,053	15.5	虚血性心疾患	2,155	23.7
2	脳卒中	1,381	10.4	脳卒中	1,037	11.4
3	慢性閉塞性肺疾患	1,113	8.4	虚血性脳卒中	726	8.0
4	出血性脳卒中	837	6.3	アルツハイマー及びその他の認知症	497	5.5
5	下痢症	792	6.0	気管、気管支、肺がん	421	4.6
6	結核	628	4.8	慢性閉塞性肺疾患	333	3.7
7	虚血性脳卒中	544	4.1	その他の循環器疾患	322	3.5
8	下気道感染症	541	4.1	出血性脳卒中	310	3.4
9	肝硬変	426	3.2	下気道感染症	266	2.9
10	腎臓病	329	2.5	結腸及び直腸がん	259	2.9

順位	**東地中海地域**	死亡者数（千人）	全体に占める割合	**西太平洋地域**	死亡者数（千人）	全体に占める割合
1	虚血性心疾患	871	20.4	脳卒中	2,490	18.0
2	脳卒中	383	9.0	虚血性心疾患	2,285	16.5
3	虚血性脳卒中	213	5.0	出血性脳卒中	1,311	9.5
4	下気道感染症	205	4.8	虚血性脳卒中	1,179	8.5
5	出血性脳卒中	170	4.0	慢性閉塞性肺疾患	1,151	8.3
6	早産の合併症	169	4.0	気管、気管支、肺がん	866	6.3
7	肝硬変	156	3.7	下気道感染症	489	3.5
8	下痢症	148	3.5	胃がん	480	3.5
9	慢性閉塞性肺疾患	144	3.4	アルツハイマー及びその他の認知症	430	3.1
10	腎臓病	143	3.4	高圧性心疾患	374	2.7

D．子どもの過体重および肥満に関する地域差

過体重および肥満は、糖尿病、心血管疾患、がん等の様々な慢性疾患の主要なリスクファクターになるといわれています。かつては、この問題は、経済所得の高い国のみの問題であると考えられていました。しかし、近年では、低所得および中所得の国々でも大きな問題となりつつあり、特に、都市部での問題が顕著になりつつあります。

WHO の報告によると 2016 年では、18 歳以上の成人の 39%（男性の 39%、女性の 40%）が過体重であり、約 13%（男性の 11%、女性の 15%）が肥満状態にありました。人数に換算すると 6 億 5,000 万人以上の成人が肥満の状態にあることになります。肥満の有病率は、1975 年から 2016 年の間に約 3 倍に増加しています。さらに、2019 年には、5 歳未満の子どものうち、推定 3,820 万人が過体重または肥満であり、その子ども達のほぼ半数がアジアに住んでいると報告されています。一方、アフリカでは、2000 年以降、過体重の子どもの数は約 24%増加し、5～19 歳では、1975 年時点でわずか 4%だった過体重と肥満の有病率が、2016 年には 18%強（3 億 4,000 万人以上）へと劇的に上昇しています。さらに、1975 年には世界全体で 1%弱（女子約 500 万人、男子 600 万人）だった肥満児の割合は、2016 年には 1 億 2,400 万人以上（女子の 6%、男子の 8%）に上昇しています。

E．交通事故による死亡に関する地域差

WHO の 2016 年の報告によると、年間 135 万人が交通事故により死亡しています。交通事故に伴う傷害は、5 歳から 29 歳の子どもと若者の主要な死因になっています。

交通事故による死亡の傾向には、国の間で差があり、特に国の収入レベルと強い関連性があるといわれています。低所得の国では、人口 10 万人あたりの死者数が 27.5 人であり、この数字は高所得の国（8.3）に比べ、3 倍以上も高くなっています。各地域の死亡率は、

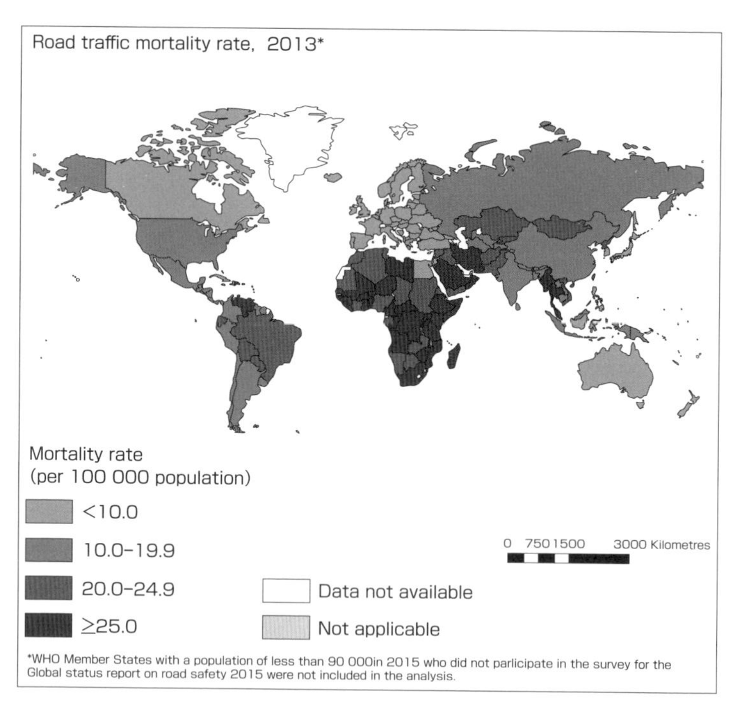

図 2-2　世界の交通事故による死亡状況（WHO［f］より引用）

アフリカ地域（26.6）と東南アジア地域（20.7）が高く、次いで東地中海地域（18.0）、西太平洋地域（16.9）と続きます。アメリカ地域（15.6）とヨーロッパ地域（9.3）は、他の地域と比べて低い状況にあります。

このように、人々の健康状態は地域で異なります。これには、衛生状況や医療サービスへのアクセスはもとより、貧困や差別、社会構造や雇用等を含む経済・職業・文化といった社会的な要因が影響しているといわれています。また、社会内部における経済格差や、地域や職場における社会的結束が、人々の健康を左右する重要な要因であることも指摘されています（p.24 推薦図書参照）。

2. 日本の健康問題

A. 都道府県ごとの平均寿命

世界では、人々の居住する地域によって、健康の状態に大きな差があることがわかりました。では、日本においても、居住する地域によって人々の健康状態に差があるのでしょうか。表2-4は、2020年の都道府県別の平均寿命の上位と下位の5府県を示しています。

表2-4 都道府県別の平均寿命の上位と下位5県（厚生労働省［a］より筆者作成）

順位	男		女	
	都道府県	平均寿命（年）	都道府県	平均寿命（年）
	全 国	81.49	全 国	87.60
1	滋賀	82.73	岡山	88.29
2	長野	82.68	滋賀	88.26
3	奈良	82.40	京都	88.25
4	京都	82.24	長野	88.23
5	神奈川	82.04	熊本	88.22
≀	⋮	⋮	⋮	⋮
43	沖縄	80.73	岩手	87.05
44	岩手	80.64	茨城	86.94
45	福島	80.60	栃木	86.89
46	秋田	80.48	福島	86.81
47	青森	79.28	青森	86.33

平均寿命は、全国平均では、男性で81.49年、女性では87.60年となっています。都道府県別では男性が滋賀の82.73年で最も高く、次いで長野（82.68）、奈良（82.40）の順となります。一方、女性では、岡山が88.29年で最も高く、次いで滋賀（88.26）、京都（88.25）の順となります。平均寿命の最も高い都道府県と最も低い都道府県との差は、男性で3.45年、女性で1.96年あります。日本国内においても、居住する地域によって、平均寿命に差があることがわかります。

B．主な死因別の死亡率及びBMI（Body Mass Index）の地域差

厚生労働省の年齢調整別死亡率に関する報告書によると、死因ごとに死亡率の高い県と低い県があり、都道府県ごとに傾向が異なっています（表2-5）。

また、平成28年国民健康・栄養調査の報告によると、BMIの数値も、居住している地域によって差があることが報告されています。BMIが最も高い県は、男性では、高知の25.1で、次いで福島(24.8)、宮崎（24.8）の順です。女性は、最も高い県が福島の23.9で、次いで宮崎（23.8)、沖縄（23.8）の順です。一方で、最も低い県は、男性は、新潟の23.1で、次いで、静岡（23.3)、東京（23.3)

表2-5　主な死因別の死亡率の高い県と低い県（厚生労働省 [b] より筆者作成）

主な死因		死亡率の高い県	死亡率の低い県
悪性新生物	男	青森、秋田、鳥取	長野、滋賀、福井
	女	青森、北海道、秋田	岡山、長野、徳島
肺がん	男	北海道、大阪、青森	長野、山梨、宮崎
	女	北海道、大阪、奈良	長野、富山、愛媛
胃がん	男	秋田、青森、富山	沖縄、熊本、大分
	女	青森、富山、福井	沖縄、熊本、長崎
大腸がん	男	青森、沖縄、茨木	佐賀、長野、滋賀
	女	青森、岩手、茨木	高知、岡山、大分
急性心筋梗塞	男	福島、高知、岡山	熊本、佐賀、秋田
	女	福島、鳥取、高知	秋田、佐賀、熊本
脳血管疾患	男	青森、秋田、岩手	滋賀、奈良、和歌山
	女	岩手、栃木、青森	大阪、滋賀、沖縄
脳梗塞	男	青森、鳥取、岩手	滋賀、沖縄、奈良
	女	青森、山形、栃木	沖縄、滋賀、熊本
自殺	男	秋田、山形、沖縄	神奈川、大分、愛知
	女	栃木、群馬、岩手	福井、佐賀、高知
慢性閉塞性肺疾患	男	徳島、和歌山、沖縄	秋田、千葉、愛知
	女	神奈川、沖縄、宮崎	鳥取、秋田、富山
肝疾患	男	沖縄、大阪、鹿児島	山形、新潟、愛知
	女	沖縄、群馬、大阪	島根、鳥取、新潟
糖尿病	男	鳥取、青森、鹿児島	奈良、山形、神奈川
	女	沖縄、青森、香川	島根、福井、山形

の順です。女性は、福岡の21.8で、次いで京都（22.0）、石川（22.1）の順になっています。

では、なぜ、都道府県ごとで死因別の死亡率やBMIが異なるのでしょうか。一般に、これらの差異には、人々の食習慣や喫煙・運動といった生活習慣の違い等が影響していると考えられています。例えば、厚生労働省が公表した平成28年国民健康・栄養調査の報告によると、野菜や食塩等の摂取量に都道府県別の違いがあることが報告されています（図2-3）。野菜の摂取量が最も多い県は、男女ともに長野県で、男性が352 g／日、女性が335 g／日の野菜を摂取しています。最も野菜の摂取量が少ない県は、男性は愛知県（229 g／日）、女性は大阪府（227 g／日）となっており、最も多い県と少ない県で100 g以上の差があることが報告されています。

食塩の摂取量が最も多い県は、男性は宮城県で11.9 g／日、女性は長野県で10.1 gとなっています。そして、最も食塩の摂取量が少ない県は、男女ともに沖縄県で、男性が9.1 g／日、女性が8.0 g／日の食塩を摂取しています。摂取量の最も多い県と少ない県で2 g

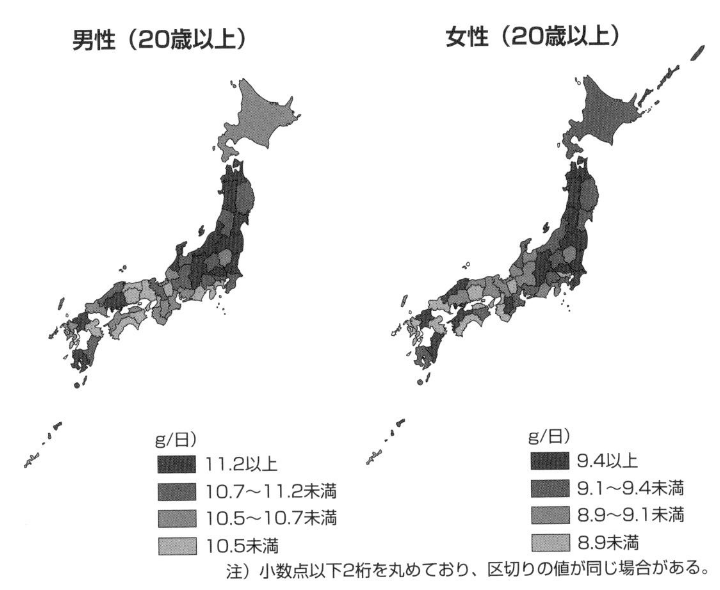

図2-3　都道府県別の食塩摂取量の平均値（国立健康・栄養研究所，2016）

以上の差があることになります。

このように、居住する地域によって、野菜や食塩の摂取頻度は異なります。しかしながら、長野県では、地域特有の食文化からもともと塩分摂取量が高く、高血圧になる人が多かったところを、自治体主導の減塩運動や野菜摂取の促進運動が効果をあげ、現在のように健康長寿県になったことがいわれています。さらに、運動習慣（歩数）や、喫煙の習慣等についても、居住している地域によって差があることが報告されています。

推薦図書

◎ **OECD 編・村澤秀樹訳『図表でみる世界の保健医療――OECD インディケータ（2021 年版）』**（明石書店，2022）
『Health at Glance 2021：OECD Indicators』の翻訳で、OECD 加盟 38 ヶ国の健康と保健医療制度の主な指標についての最新データを提供している。

◎**近藤克則『健康格差社会――何が心と健康を蝕むのか』**（医学書院，2022）
社会疫学（social epidemiology）の研究で蓄積された科学的根拠を基に、社会経済的因子（学歴、職業、所得）が健康に与える影響を紹介している。

◎**川上憲人・小林廉毅・橋本英樹編『社会格差と健康――社会疫学からのアプローチ』**（東京大学出版会，2006）
社会疫学の視点から、貧困や差別、社会構造や雇用等を含む経済・職業・文化といった社会的な要因が人の健康に与える影響を解明している。

◎**カワチ・イチロー・ケネディ，B. P.／社会疫学研究会訳『不平等が健康を損なう』**（日本評論社，2004）
社会内部における経済格差や、地域や職場における社会的結束が、人々の健康を左右する重要な要因であることを紹介している。

◎**マーモット，M. G.・ウイルキンソン，R. G. 編／西三郎他監修『21 世紀の健康づくり 10 の提言――社会環境と健康問題』**（日本医療企画，2002）
職場でのストレス、失業、社会的支援、貧困といった社会、経済的項目から身近な喫煙、食等の健康問題等、様々なテーマから健康の社会的決定要因と健康なまちづくりの処方箋を提示する。

第3章
人の特性
（性別、年齢、職業・社会経済的地位、エスニシティ）
によって何が違うのか

朝倉隆司

1. 人を分ける特性とは？ なぜ、人を分けるのだろう

人をグループにまとめる特性には、どのようなものが考えられるのでしょうか。年齢や性別、遺伝特性、体格などの生物学的特性のように簡単には変えることができないものと、心理社会・文化的特性、例えば学歴・教育歴、職業、経済状況、家族背景、結婚・配偶関係、宗教、エスニシティ、行動上の特性など、社会生活に伴って変化しうるもの、あるいは獲得していくもの、に分けて考えることができます。

しばしば死亡や病気、障害など健康現象の現実を知る際に使われる人の基本的特性は、生物学的特性では**年齢**と**性別**、心理社会・文化的特性では、**職業**あるいは**学校種**、**学歴・教育歴**、そして多文化社会では**エスニシティ**です。近年では、経済格差の拡大に伴う**健康格差**が世界共通の公衆衛生の問題になっており、心理社会・文化的特性のなかでも**社会経済的地位**（職業や収入など）に関心が寄せられています。

これらの特性からみた集団としての人の健康は、公衆衛生を推進するうえで基本的な事実認識になります。

2. 年齢による違い

年齢は、人の健康現象とどのような関係にあるのでしょうか。年齢は、人がこの世に生存した期間の長さですが、それが人にもたらす変化は、一様ではありません。人は年齢に従った成長・発達を経て、その後成熟し、やがて老化を経験して死に至ります。成長・発達、成熟、老化のパターンは、人の生物的側面、精神心理的側面、社会的側面により異なります。したがって、何歳の人の、どんな側面を問題にするかで、年齢と健康との関係は異なります。

A. 人の成長・発達と年齢区分

人は成長・発達、成熟、老化を辿りますが、人の健康を対象とする学問領域に応じて、細かく人生の時期を分けて考えることがあります。例えば、エリクソン（Erikson, E. H.）の**心理社会的発達理論**では、乳児期（0〜2歳）、幼児期前期（2〜4歳）、幼児期後期（4〜5歳）、学童期（5〜12歳）、青年期（13〜19歳）、前成人期（20〜25歳）、成人期（26〜64歳）、高齢期（65歳以上）に分けています。年齢は、人の生物学的変化の指標であると同時に、精神心理的発達、社会生活の段階の指標という複合的な意味を持っているのです。

さらに、人口構成の変化をみる際には、0〜14歳を年少人口、15〜64歳を生産年齢人口、65歳以上を老年人口と年齢を区分しており、日本老年学会・日本老年医学会のワーキンググループ（2017）は、65歳以上をさらに准高齢者（65〜74歳）、高齢者（75〜89歳）、超高齢者（90歳以上）に区分することを提案しています。

B. 年齢区分で比較する死亡率と死因

人の生存期間と健康課題の関係を探求する際に、連続的な年齢を軸にする場合と、年齢区分の集団単位で考える場合があります。

多様な健康現象を年齢との関連でみていくことはできますが、ここでは、**死亡（死亡率、死因）**を取り上げます。まず、厚生労働省

(2018a) のデータをもとに日本人の総死亡率を男女別に年齢5歳階級ごとに作図して観察すると、当然ながら年齢が高くなるにつれて死亡率が高まることがわかります（図3-1）。

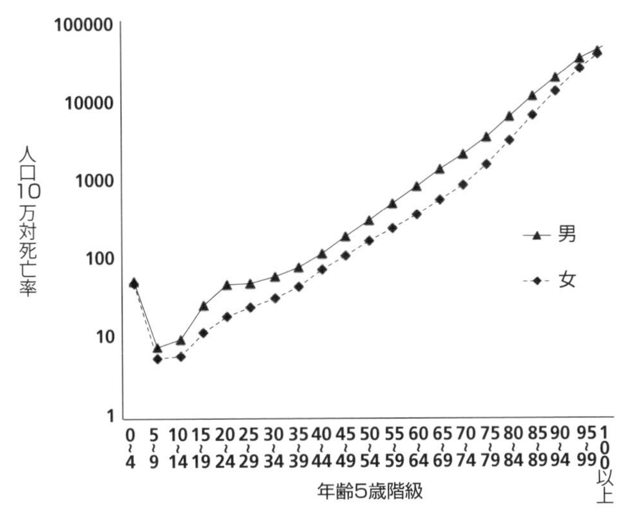

図3-1　性・年齢5歳階級別総死亡率（厚生労働省，2018a）

しかも年齢と総死亡率の関係は、男女に共通していることもわかります。つまり、加齢が人にとって死亡を高める普遍的なリスクであるということです。ただし、0歳から24歳まではV字カーブを描いており、出生直後の0〜4歳は死亡率が高く、5〜9歳、10〜14歳にかけて死亡率は低下し、5歳〜14歳は死亡率の低い年齢層であることがわかります。年齢と健康との関係が一様な関係ではないことを示す良い例です。さらに、死は、確率は違えども、どの年齢の人にも訪れる可能性があることは明らかです。最終的に死が訪れる意味で、死はすべての人に平等ですが、年齢を加味すると、死の訪れ方は不平等であることがわかります。

また、図3-1をみると、なぜ0歳から4歳の死亡率が高いのだろうという疑問が湧くでしょう。この年齢のなかでも特に生後1歳未満の死亡率は**乳児死亡率**と呼ばれ、国や地域の衛生状態に強く関連するため、**平均寿命**とともに健康水準を代表する保健統計の指標として重要視されています。

次に、「性別×年齢層別」で主要な死因を比較してみます。すると、年齢に特徴的な健康課題が明らかになってきます(厚生労働省, 2018b)。

表 3-1　性・年齢 5 歳階級別死因の第 1 位から第 3 位[1]—男—

男 年齢階級	**死因第 1 位**	(%)	**死因第 2 位**	(%)	**死因第 3 位**	(%)
0 歳	先天奇形等	33.2	呼吸障害等	14.1	乳幼児突然症候群	4.8
1～4 歳	先天奇形等	22.3	不慮の事故	10.6	悪性新生物	8.7
5～9 歳	不慮の事故	21.1	悪性新生物	19.6	先天奇形等	12.9
10～14 歳	自殺	21.4	悪性新生物	20.7	不慮の事故	12.3
15～29 歳	自殺	48.7	不慮の事故	17.9	悪性新生物	8.3
30～34 歳	自殺	43.8	悪性新生物	11.9	不慮の事故	9.4
35～44 歳	自殺	26.1	悪性新生物	18.1	心疾患	12.8
45～54 歳	悪性新生物	26.8	心疾患	15.7	自殺	12.6
55～79 歳	悪性新生物	42.4	心疾患	13.0	脳血管疾患	7.3
80～94 歳	悪性新生物	25.8	心疾患	14.6	肺炎	10.6
95 歳以上	老衰	19.5	心疾患	17.0	肺炎	14.5

[1]死因の順位が同じパターンの年齢は、表を簡略化するため、まとめた。

まず、男性の年齢層別の死因の第 1 位をみると、0 歳から 4 歳までは、出生前の段階で生じる身体的な異常である**先天奇形等による死亡**が 20%～30%と大きな割合を占めています（**表 3-1**）。先天奇形の原因は不明ですが、妊娠中の感染の要因（例えばサイトメガロウイルス、風疹など）、遺伝的要因（染色体異常など）、ある種の環境要因（放射線、薬剤など）、母親の要因（疾病、葉酸欠乏、アルコール摂取など）が主に考えられます。

5 歳から 9 歳は**不慮の事故**が死因の 1 位であり、事故の約 4 割～5 割が道路と駐車場で起きています。そして、10 歳から 44 歳までの幅広い年齢層で死因の第 1 位は**自殺**です。

そして、中年期から高齢期（45 歳～94 歳）では、死因第 1 位は**悪性新生物（がん）**となります。がん対策基本法の第 1 章総則第 6 条（国民の責務）では「国民は、喫煙、食生活、運動その他の生活習慣が健康に及ぼす影響、がんの原因となるおそれのある感染症等がんに関する正しい知識を持ち、がんの予防に必要な注意を払い、必要に応じ、がん検診を受けるよう努めるほか、がん患者に関する理解を深めるよう努めなければならない」と述べられています。長年の生活習慣の積み重ねに起因する**生活習慣病**の代表である**がん**が、中年期から高齢期の死因の第1位となっているのです。

表3-2　性・年齢5歳階級別死因の第1位から第3位[1]—女—

女 年齢階級	死因第1位	(%)	死因第2位	(%)	死因第3位	(%)
0歳	先天奇形等	39.5	呼吸障害等	12.5	不慮の事故	4.9
1~4歳	先天奇形等	29.1	不慮の事故	9.2	悪性新生物	8.6
5~9歳	悪性新生物	23.9	先天奇形等	16.9	不慮の事故	12.0
10~14歳	悪性新生物	26.1	自殺	25.5	不慮の事故	9.9
15~29歳	自殺	42.7	悪性新生物	15.3	不慮の事故	10.2
30~34歳	悪性新生物	32.6	自殺	30.5	不慮の事故	5.4
35~39歳	悪性新生物	40.4	自殺	19.9	心疾患	5.7
40~49歳	悪性新生物	50.5	自殺	10.9	脳血管疾患	7.8
50~54歳	悪性新生物	54.4	脳血管疾患	8.1	自殺	7.6
55~84歳	悪性新生物	65.5	心疾患	20.8	脳血管疾患	12.6
85~89歳	悪性新生物	22.7	心疾患	13.7	老衰	10.3
90~94歳	老衰	9.6	心疾患	8.7	悪性新生物	7.1
95歳以上	老衰	5.0	心疾患	4.4	肺炎	3.7

[1]死因の順位が同じパターンの年齢は、表を簡略化するため、まとめた。

次に、女性の年齢層別の死因の第1位をみていきます(**表3-2**)。0歳から4歳までは、男性と同様に**先天奇形等**が第1位です。次いで、女性の場合は、15歳から29歳の思春期・前期成人期いわゆるAYA世代(Adolescent and Young Adult)で**自殺**が第1位になるのを除くと、5歳から89歳という人生の大半の年齢期で**悪性新生物**が死因の第1位を占めています。これは男性の年齢別死因構造と比べて大きく異なる点です。90歳以上では**老衰**が第1位を占めています。

3. 性別による違い

人間にとって性とは、何でしょうか。同じ年齢でも男女により異なった死亡率と死因構造を持つということは、何を意味しているのでしょうか。

性による違いを踏まえた医学・医療は、**性差医学・医療**と呼ばれています（小宮，2015）。その根拠は、以下の4点にまとめられます。すなわち、①発症率が一方の性に偏っており、受療率に性差がみられる疾患があること、②発症率が同じでも、経過など臨床的に異なる疾患があること、③生殖器以外の疾患では、生理学的、生物学的解明がどちらかの性で遅れている疾患があること、④セックスとジェンダーを区別し、ジェンダーを診断、治療、予防措置に反映させること、です（小宮，2015）。とりわけ、これまでの医療は、女性の健康に関するデータが少ないため、主に男性のデータを女性に当てはめて行われてきた経緯があります。そこで、社会的地位の性差、特に女性の地位が社会的に不利に働きがちであり、そのことが医療や予防などヘルスケアに及ぼす影響を是正しようという意義もあります。したがって、これまで不十分だった女性の健康や疾病に関するエビデンスを、研究を重ねて蓄積すると同時に、生物・心理・社会面での性差を意識してヘルスプロモーションを進めていくことが、公衆衛生の課題となるはずです。

A. 公衆衛生学で捉えるべき性差とは

さて、現代社会において性は、少なくとも、生物的な特性に基づく分類（biological sex）のみでなく、社会的な性である**ジェンダー**（gender）、そして心理的な性である**ジェンダー・アイデンティティ（性自認）**（gender identity）から捉えられています。しかし、公衆衛生で用いる死亡、疾病など人口動態に関わる情報を分類する際には、生物学的な意味で性が使われています。すなわち、公衆衛生学で「性」を考慮する際の性差の要因は、染色体、内外性器、性腺（性ホルモン）が想定されており、これらがそれぞれの性の健康や病気に影響していると考えられています。

生物学的な性による分類に基づいた性差は、**図3-1**、**表3-1**と**表3-2**にもよく現れています。死亡率では5歳から90代前半まで男性に比べて、女性の死亡率は低く、死因では、男性の10歳から44歳までその1位を自殺が占めているのに対し、女性では、自殺は15歳から29歳の間で1位となっているものの、悪性新生物による死亡が圧倒的に大きな割合を占めていることです。これらの性差の要因は、生殖器や性ホルモンなど生物学的な性の要因のみでなく、自殺の背景として社会的な性（ジェンダー）の要因、あるいは性を取り巻く社会環境や社会的条件の要因も十分に考えられます。

一方、ジェンダーやジェンダー・アイデンティティは、統計上の分類のためのカテゴリーとしては使われませんが、健康に影響を及ぼす要因であり、ヘルスケア・サービスを提供あるいは受ける際に考慮するべき要因になっています（本庄，2015）。例えば、**ジェンダー・アイデンティティ**は、しばしば**LGBTQ**（Lesbian, Gay, Bisexual, Transgender, Queer）と総称されますが、多様な性のあり方は、偏見やスティグマの対象となりやすく、それが彼らの社会的ウェルビーイング、すなわち社会的健康を脅かす要因となっており、公衆衛生の課題といえます。

B．ジェンダーが健康問題に及ぼす影響

ここで、ジェンダーが大きく影響していると思われる健康問題を取り上げてみましょう。性・年齢階級・配偶関係別の**自殺率**です。もちろん、分類は生物学的な性に従うことにします。

既に前述の死因構造でも説明しましたが、**表3-3**をみると、ほとんどの年齢で男性の方が**自殺率**は高くなっています。それを配偶関係別にみてみます。例えば女性でも自殺が死因の第1位を占めた年齢を含む20歳代に注目してみましょう。男性の場合、有配偶の自殺率9.4（人口10万対）を基準（1）にすると、未婚では2.8倍、死別では7.7倍、離別では10.1倍と高くなっています。一方、女性の場合だと、有配偶の自殺率5.1（人口10万対）を基準（1）にすると、未婚では2.2倍、死別では22倍、離別では7倍と、男性と同様に高くなっています。とりわけ、死別経験の影響の大きさがみてとれます。

表 3-3　配偶関係・性・年齢階級別の自殺死亡率（人口 10 万対）（2019 年）

性別	年齢階級	配偶関係			
		有配偶	未婚	死別	離別
男性	20 歳代	9.4	26.3	72.6	95.2
	30 歳代	9.9	36.3	205.1	137.7
	40 歳代	14.8	40.6	79.9	112.6
	50 歳代	19.1	55.6	57.1	104.5
	60 歳以上	19.3	58.0	46.7	85.5
女性	20 歳代	5.1	11.2	112.3	35.5
	30 歳代	4.2	13.2	31.2	26.5
	40 歳代	6.0	16.3	25.6	24.9
	50 歳代	8.3	19.4	11.0	28.2
	60 歳以上	9.0	15.7	12.4	22.0

注）自殺死亡率は粗死亡率
出典）https://www.mhlw.go.jp/content/r3h-1-1-07.pdf

一方、離別を経験した場合に跳ね上がる自殺率の増加は、男性の方が大きいことがわかります。日本の社会・文化における、それぞれの性に対する意味づけ、例えば性役割の違いなどに現れるジェンダーが、自殺という健康現象に違いを生み出している背景にあると推測することができます。婚姻形態や配偶者との死別経験と健康の関連は男女で異なることは既に報告されています（近藤, 2006）。このような社会的な性であるジェンダーが関係した健康の性差には、どのようなメカニズムが考えられるのか、これからの公衆衛生を進めるうえで、重要な課題だといえるでしょう。

4. 職業、社会経済的地位による違い

ここで取り上げる社会経済的地位としての職業は、職業階層を社会階層を表すひとつの指標と考えて、職業階層による健康状態の差異をみていきます。

まず、Tanaka ら（2017）は、30～59 歳の日本人男女について、職業別の年齢調整死亡率を 1980 年から 2010 年まで、5 年毎に算出

し経年変化を調べています。この研究では、職業を「専門職」「管理職」「事務職（公務を除く）」「公務員（事務職）」「販売従事者」「サービス職従事者」「公務保安職」「農林業従事者」「漁業従事者」「運輸運転従事者」「製造作業者」「建設作業者」の12種類に分類して、比較検討しています。2010年の結果をみてみると、男性2,183万9,952人のデータのうち、最も死亡率（職業人口10万人対）が低かった職業は「事務職（公務を除く）」で66.9であり、次いで「公務保安職」74.8、「公務員（事務職）」77.7、「製造作業者」79.6、「販売従事者」80.0、「建設作業者」117.0、「運輸運転従事者」129.7、「専門職」135.6、「管理職」242.3、「農林業従事者」250.0、「漁業従事者」284.0、「サービス職従事者」296.8の順となっています。死亡率が最も低い公務員以外の事務職と、最も高いサービス職従事者の死亡率を比較すると、後者は前者の4.4倍も死亡リスクが高く、**職業による健康格差**が存在することがわかります。

さらに、Tanakaら（2017）の分析結果をみると、社会的地位が高いと思われている日本の管理職は、1980年では最も死亡率が低い職業であったにもかかわらず、他の職業では死亡率が低下したのに対し、唯一死亡率が上昇しており、順位を9番目と大きく下げていました。

一方女性では、職業が7分類になっているのですが、最も死亡率が低かった職業は、男性と同じく「事務職（公務を除く）」で26.4、次いで「製造作業者」32.1、「販売従事者」36.6、「公務員（事務職）」47.8、「専門職」51.1、「サービス職従事者」52.0の順となっています。女性では、「建設作業者」「運輸運転従事者」「農林業従事者」「漁業従事者」が少なく、死亡率が計算されていないこともありますが、最も高い「サービス職従事者」の死亡率は、最も低い「事務職（公務を除く）」の約2倍であり、男性に比べると格差が小さいことがわかります（Tanaka et al., 2017）。おそらく、死亡率に対する職業の影響が男女で異なる背景には、社会や産業・職業内での**ジェンダー**による役割や地位の差が関係していると考えられます。

5. エスニシティによる違い

最後に、社会文化的に異なる集団のそれぞれの特徴である**エスニシティ**が健康現象に与える影響をみていきます。

我が国の統計では、在留資格上で登録された国籍を用いており、エスニック・グループ別の保健統計はありません。定住化に伴って増えている外国人の死亡動向を統計的に検討した是川（2011）によると、「外国人の死亡総数は、年間5,000件台後半から6,000件台前半にかけて推移しており、日本における日本人の死亡総数のおおよそ0.5〜0.6%程度を占めています。これは、外国人の総人口比に比較して低い水準」にあると述べています。この論文では、年齢調整別死亡率の水準により、高位、中位、低位の3グループに分けられており、高位は韓国・朝鮮人、中位は中国人・フィリピン人、低位にはブラジル人が分類されています（是川，2011）。ちなみに、高位に相当する在日韓国・朝鮮人の年齢階級別死亡率を、川崎市において日本人と比較した研究では、在日韓国・朝鮮人は日本に住みながらも、日本人の死亡率に近づくのではなく、韓国人の年齢別死亡構造に近いことが報告されています（朝倉他，1990）。

今後ますます、エスニック・グループにおける健康に関わる文化や、彼らの健康に影響する生活の水準や環境を規定している日本社会の受け入れ方の検討など、エスニック・グループの健康の保持増進に寄与する要因の探求が公衆衛生学に求められることでしょう。

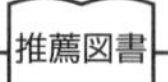

◎マーモット，M.／鏡森定信・橋本英樹監訳『ステータス症候群——社会格差という病』（日本評論社，2007）
世界的な関心事である健康格差の議論を促進した一人であるマーモットの著書。

満年齢と数え年

あなたは自分の年齢をどうやって数えていますか。生まれた時がゼロ歳だから、誕生日が来れば1歳となり、それから20年たてば20歳と数えますね。これが普通に行われている「満年齢」です。でも、お年寄りのなかにはいまでも「数え年」で数える方もいます。「満年齢」と「数え年」——いったい、どこが違うのでしょうか。

数え年の誕生日

まず数え方です。「数え年」では、生まれた時に1歳と数えます。生まれた赤ちゃんがそこにいるのに「ゼロ」というのはかわいそうですね。存在を認めてあげるのです。では、いつ2歳になるのでしょうか。そこがポイントです。それは、次のお正月です。新しい年が始まると同時に歳をとります。そして毎年、正月になると1歳ずつ歳をとっていきます。

ということは、「数え年」のシステムでは、新年を迎えた元旦に誰もが一斉に歳をとるのです。赤ちゃんからお年寄りまで全員が一斉に歳をとります。これが年越しです。いまは、お正月も普通の生活をして過ごす人々が多くなりましたが、昔の「数え年」で生活していた頃は全員が同時に歳をとる何とも重要な国民的行事の日だったことになります。人々全員の誕生日が元日に集まっていたわけです。みんなと一緒、という考え方が強かったことがわかります。集団主義的といってもいいでしょう。

また、神社へ行くと「厄年（やくどし）」というのもあります。これも「数え年」で年齢を数えています。厄年は1月から12月までの一年間が対象になります。ですから、満年齢とはズレてきます。

それに比べて、満年齢はとても個人的です。誕生日は自分だけのものです。自分の生きてきた年月がわかるようになっています。別の言い方をすれば、自分中心です。西洋文明では「満年齢」が使われ、東洋の世界では「数え年」が使われたことは決して偶然ではありません。西洋において個性を大事にしてきた伝統の源である個人主義は、こうした年齢の数え方にもあらわれています。

社会が変われば「数え方」も変わる

西洋と東洋とは一人ひとりの人間をどう位置づけるか、ずいぶんと違うのです。でも、不思議なことがあります。同じ英語を話す国であるイギリスとアメリカで数の数え方が違うのです。エレベーターの階数の表示で戸惑うことがあります。イギリスでは1階は「0」あるいはBと書いてあり、次の2階が「1」となっています。これで混乱して、間違うことがあります。

アメリカで建物の3階といえば日本と同じように3階を指します。でも、イギリスで3階というと、日本でいう4階なのです。イギリスの1階は日本の2階。とてもややこしい。でも考えてみれば簡単なことです。イギリスでは自分中心だと考えれば納得できます。階段を上がる時、段数をどう数えますか？ 1つ上がって、1段ですね。2つ上がれば2段。でもその時、あなたは3段目にいるのです。自分が動いた分を数えるか、それとも客観的にどこにいるかを認識するか、その違いなのです。

おそらく多民族国家のアメリカでは客観的に建物を外側から見て、1階、2階と呼んだのでしょう。イギリスでは階段を上るように建物の階数を自分の身体で数えていて、それはそれで自然だったのです。

個性を重要視すると、自分中心の数え方である「満年齢」になり、集団のなかで個体を位置づけると、「数え年」のシステムになります。我が国の年齢の数え方の変化――「数え年」から「満年齢」への変化は、そうした社会と個人のあり方の変化の反映でもあり、それがお正月の意味づけまで変えてしまったのでした。

【丸井英二】

第Ⅱ部

どのような理由で
健康と病気の違いが生じるのか

第4章
病気の原因は何か：歴史的概説

杉田 聡

1. 病因論とは

病因論（etiology）とは、「病」気の、原「因」を、「論」ずることです。何かが起こった時には、必ずその原因があります。「自然に」何かが起こることはありません。ニュートンがリンゴの実が木から落ちるのをみて、万有引力の法則を発見したという逸話があります。それまで人々は物が上から下に落ちるのは当たり前だろう、それは自然なことなんだと思っていました。しかし、ニュートンは何かが起こった時には必ずその原因があるはずだということから思考を始め、ついには万有引力の法則を発見したのです。しかし、一般の人々の生活では万有引力の法則を知らなくても不都合はありません。問題は原因がわからないと困る、怖い場合です。

古代の人々にとって最も困る、怖いことは「死」であったといえるでしょう。それまで一緒に暮らしていて語り合っていた家族や友人がまったく動かなくなり、話さなくなり、やがて臭くなって骨になっていく。「どうして」こんなことになるんだ？ と疑問に思ったに違いがありません。

怪我で死ぬ場合はわりと理解できたかもしれません。狩猟をしていましたから、動物を鋭いもので刺したり切ったりすると、赤い水（血液）がたくさん出てきて動かなくなる。人間も同じなんだというように。しかし、病気の方は動物での例えができません。どうして急に身体が熱くなるんだ？　どうして急に身体が痛くなるんだ？　その状態から元に戻ることもあるけれど、動かなくなる（死ぬ）時もある。その原因を知りたい、その原因が何かわからないと怖い、と思ったに違いありません。なによりそれは集団の生活の維持のために深刻なことですから。

人々はいろいろと原因を考えたことと思います。あの植物を食べたら吐いて死んでしまう(食中毒など)。あの動物を食べたら死んでしまう(寄生虫症など)。こういった経験を重ねて一部の死の原因は人々の生活の知恵として、子へと孫へと伝えられていったのだと思います。しかし、多くの病気の原因はわからなかったでしょう。そこでまず思いついたのが、森羅万象の自然現象。寒くなると咳が出る、暑くなると下痢をする、といった具合にです。次に思いついたのが超自然の力、悪魔や精霊といった存在だと思います。雨が降らない時に雨乞いをするように、病気になるとみんなで病人が治るように精霊に祈るようなことをしたでしょう。

話は変わりますが、みなさんも喧嘩をした時に「あんな奴、くたばれ！」と思ったことがあると思います（本当に殺したらいけませんよ)。古代の人にもそんな風に思った場面があると思います。ある人が自分の身体が痛くなったり、苦しくなったりした時に、「お前が喧嘩していた奴が、死ねといっていたぞ」と他の人にいわれたら、「あ、あいつが俺の身体を悪くしているんだ」と考えたかもしれません。呪いです。その呪いを解くためにいろいろな努力をしたこともあります。やがてその呪いを解いてみせるという人間（呪術師）も出てきたりもしたでしょう。以上が原始の社会の病因論の概要だと考えられます。

このような精霊や悪魔、ヒトの呪いが病因だという考え方は現代社会においても世界の各地、特にアフリカや南アフリカなど西洋近代医学が行き届かなかった地域に、存在しています（マッケロイ&タウンゼント, 1995)。筆者はそのことを否定したいとは思いません。科学に基づく近代医学の体系から考えて「論ずる」のが本章における目的であり、病気の原因の考え方を原始の社会から継承していて、それで人々が納得していればそれでいいのであり、そのことを外部の人間が「非科学的だ」と批難することはおこがましいと思います。

2. 四体液説

その後、何千年も経つと人類は文明を築くようになります。古代の文明では呪術師だけではなく、薬草などで病気を治す知恵を何代にもわたって継承した治療師も職業として成立するようになりました。現代の我々からは想像もつかない、愚かともいえる何かしらの病因論が形成されていったと思います。ここからは、文書として記録が多く残っている古代ギリシャ時代からの病因論を紹介していきます。

ヒポクラテス（Hippocrates）という名前をどこかで一回は聞いたり目にしたりしたことがあるでしょう。ヒポクラテスはギリシャのコス島で紀元前450年頃に生まれ、医学の父と讃えられる人です。彼の医学に関する業績は、その弟子らによって「ヒポクラテス全集」として編纂されて現在に伝えられています。そのなかでヒポクラテスは、「熱・冷・湿・乾」からなるアリストテレスの四大元素説からヒントを得て、それまでの超自然の力で病気が起こるという考え方ではなく、病人をよく観察し、4つの体液のバランスの不均衡で病気が生ずるという説により病気の原因を説明しました。これをヒポクラテスの**四体液説**（humoralism）といいます。いわく、「人間は4つの体液（血液、粘液、黄胆汁、黒胆汁）が正当な組み合わせ、力、量の関係にある時に完全に健康である。これらの要素のひとつの量でも不足したり過剰だったりする時、あるいはそれだけが離れて他の要素と結合しない場合に病気になる」（ステルペローネ, 2009）という理論です。例えば、「血液が『過剰』になると、病気の性質は温かく、湿気を帯びやすいために、発赤、膨張、速脈と呼吸

速迫、発汗、不眠、さらには譫妄といった症状が出る」というように理解するのです（パーカー，2016）

この考え方はローマ時代のギリシャの医学者であるガレノス（Galēnos, C.）に受け継がれます。四体液説は人間の気質にも影響を与え、例えば血液が過剰な人は、勇敢で楽天的だという考え方にあらわれています（表4-1）。ガレノスは、臨床の多くの事例や動物の解剖を行うことによって、ギリシャ医学の集大成ともいえる医学体系を確立した人物で、その体系は1500年代のルネッサンス期まで医学界で支配的なものとなりました。

余談ですが、日本語のユーモアという言葉は英語のhumorを語源としていて、さらにその語源はラテン語のhumor（体液）といわれています。おそらく、古代の人々は体液のバランスにより楽天的になったり愉快になったりすると考えていたから、そのような意味に派生していったのだといわれています。

表4-1　ヒポクラテスの四体液説とガレノスの体液バランス説（ルーニー，2014）

体液	元素	性質	性格
黒胆汁	土	冷・乾	抑鬱的、不眠、いらいらしがち
血液	空気	熱・湿	勇敢、楽天的、好色
粘液	水	冷・湿	無感情、穏やか、不活発
黄胆汁	火	熱・乾	気難しい、怒りっぽい

この物事の均衡により病気が生ずるという考え方は、西洋においてだけでなく、古代中国文明などの世界各地でみられました。中国医学では、「陰」と「陽」という対局する2つの原理があり、陰は寒・湿・影・女という側面、陽は熱・乾・光・男といった側面に関連している、この両者がバランスよく維持されていれば健康であるという考え方です。

体液の均衡が崩れた時に病気になるという考え方は長く医学の世界で支持されていましたが、やがて19世紀の医学者で病理学の祖といわれるフィルヒョウ（Virchow, R. L. K.）の細胞病理学説、すなわち、すべての病気は細胞の異常に基づくという学説で明確に否定されました。逆にいうと、四体液説は2000年以上にわたり人々に支持されていたことになります。

3. ミアスマ病因論

人間個々が比較的ゆっくりと体調を崩していく病気の一方で、大勢が急に苦しみだし、多くの人々が亡くなる病気が別にあると古代の人々も考えていました。現代の呼び名でいうと、ペストやコレラといった**感染症**です。多くの人々が同時に体液の不均衡を生ずるのはどうも不自然であり、この病気の原因は四体液説では説明できず、別の理論で考えるべきではないかという疑問です。この感染症の病因論として、古代より唱えられてきた**ミアスマ説**と、19世紀末頃に興隆した**細菌病因論**とがあります。

ミアスマ（miasma）とは日本語でいうと「瘴気(しょうき)」で、臭い空気という意味です。古代の人は臭い空気に触れると人間は病気になると考えていました。マラリア（malaria）という感染症がありますが、これは中世イタリア語のmala「悪い」+aria「空気」が語源となっています。マラリアはハマダラカという蚊の一種が人間の血を吸う際に、マラリア原虫を人間の血液中に注入して発症します。蚊の幼虫はボウフラですが、ボウフラは沼や水の出入りがない池など淀んだ水たまりで成長します。そういった水たまりの周辺はジメジメしていて臭い匂いがします。そこで、マラリア原虫という存在を知らない古代や近世の人々は、マラリアの原因は臭い空気「瘴気」が原因と考えたのです。

このように臭い空気が病気の原因であると考えるのもあながち不思議なことではなく、衣服を洗濯しないまま着続けていたり、体を長く洗わなかったりした人からはひどい匂いがしますが、そういった人にはノミやシラミがたかり、ペストや発疹チフスにかかる可能性が高くなります。また、下水道が整備されていない地域では糞尿のにおいが漂いますが、赤痢やコレラなどの患者の糞尿が食物や飲み水に混じりこむと、赤痢やコレラなどが流行する可能性が高くなります。他にも、イギリスにおける産業革命において、農村部から都市部へと労働者が大量に流入し、換気が悪く環境が劣悪な臭い匂いのする狭い部屋に多数の人々が住むようになると、結核などの呼吸器系の感染症が蔓延する傾向があります。

しかし、これらは臭い空気が直接に病気を引き起こしているのではなく、臭い空気がある所には細菌やウイルスといった病原体が存在しやすく、その病原体が病気を引き起こしているわけです。現代では当たり前のこの理屈に人々が納得するのには、人間が細菌を「目でみる」時まで待たなければなりませんでした。

4. 細菌病因論

1674年にレーウェンフック（van Leeuwenhoek, A.）は、いくつかのレンズを組み合わせた顕微鏡を発明して、水たまりの水を観察すると、そこに肉眼ではみえない小さな生き物（ミジンコやゾウリムシなどの微生物）が存在することを発見しました。その後、他の科学者により顕微鏡に改良が加わり、レンズ精度（倍率）が高くなると、さらに小さな肉眼ではみえない微生物（原虫や細菌）が観察できるようになりました。

現在では信じられないことですが、18世紀まで人々は人間や動物など出産や卵が孵ることで生命の誕生がわかる生き物以外では、自然に発生する生き物がいると考えていました。そのことを明確に否定したのがパスツール（Pasteur, L.）です。パスツールは化学者でしたが、ある時にワイン醸造業者から、「なぜ醸造中にワインが腐敗することがあるのか」を研究してほしいと依頼されました。パスツールは実験を通じて、ワインを腐敗させる物質があり、それは空気中に存在する微細な生き物で、腐敗が自然に起こるのではないことを発見し、1861年に『自然発生説の検討』を著して「生命の自然発生説」を否定したのです。この発見は細菌学の始まりでもありました。

ドイツの医学者であるコッホ（Koch, H. H. R.）は、レンズ精度が改良された顕微鏡を駆使し、1876年に炭疽菌を、1882年に結核菌を、1883年にコレラ菌を発見しました。コッホは病気の原因は細菌であることを示し、細菌を死滅させれば病気を防げるという、新しい病因論である**細菌病因論**を唱えました。このことにより、コッホはパスツールとともに「細菌学の父」と呼ばれています（なお、細菌病因論は**特異的病因論**と呼ばれることもあります）。

5. ミアスマ説と細菌病因論の対立

人々が新しい病因論である細菌病因論を信奉するようになった19世紀後半に、「それは間違っている。瘴気の存在がなければ病気は起こらない」と猛然と反発したのが、コッホと同じくドイツ人であるペッテンコーファー（von Pettenkofer, M. J.）です。ペッテンコーファーは19世紀のヨーロッパの都市部の環境の整備、特に上下水道の整備や住環境の改良を通じて、感染症の流行を防ぐ**衛生学**（hygiene）を確立した人物です。瘴気こそが病気の原因であり、それを無くすことが医学の使命であると考えたペッテンコーファーにとっては、コッホの細菌病因論は目障りで仕方がなく、1892年にコッホによって培養されたコレラ菌が含まれている溶液を自分で飲むという実験を試み、コレラ菌などコレラの原因ではないと証明しようとしました。ペッテンコーファーは幸いにも下痢が何日か続いただけでなんとかすみました（ペッテンコーファーの弟子も同じようにコレラ菌が含まれている溶液を飲みましたが、この弟子の方はコレラに罹患し死線をさまよう羽目になりました。なんとも気の毒な話です）。ペッテンコーファーの実験でははっきりとした結論は出ませんでしたが、他の研究者による細菌学の実験が進むにつれ、ミアスマ説はやがて否定されることとなりました。

こうして細菌病因論は医学の主流の病因論となり、コッホの弟子の一人であるエールリヒ（Ehrlich, P.）をして、細菌を殺す特定の薬剤、魔法の弾丸（magic bullet）を開発すればすべての病気は根絶できるとまでいわしめました。

しかし、「すべての病気」なのでしょうか？ みなさんは、例えば高血圧症菌とか糖尿病ウイルスなんていう病原体を聞いたことはありますか？ そんなものはありません。どうやら細菌病因論は「すべての病気」の病因を説明するのには無理があるようです。高血圧症や糖尿病の病因はどう説明すればよいのでしょうか？

6. 確率論的病因論

細菌病因論で説明される病気は、その病気の原因となっている病原体がある病気です。医学の研究が進めば、その病気の原因の病原体がいつかはみつかるだろうと、医学者は20世紀初頭には楽天的でしたが、そうはいきませんでした。

感染症は、その特効薬（魔法の弾丸）や予防接種（弱毒化した細菌やウイルスを身体に感染させて抗体を作り、病気の発症を防ぐ方法）を開発したことで、死亡率を下げることに成功しました。ただし、特効薬や予防接種などの医学の発展だけで感染症の死亡率が下がったわけではなく、住環境の改善や栄養の改善による抵抗力の強化こそが感染症の死亡率を下げたとの説が現在では証明されています（詳しくは**第７章**を参照してください）。

日本人の主要死因の上位３位は、1947年では第１位：全結核、第２位：肺炎および気管支炎、第３位：胃腸炎、2021年では第１位：悪性新生物〈腫瘍〉、第２位：心疾患（高血圧性を除く）、第３位：老衰となっています。この半世紀で主要死因は細菌やウイルスを原因とする感染症から、細菌やウイルスを原因としない慢性疾患へと変遷しました。これを「**疾病構造の変遷**（疫学転換：epidemiological transition）」といいます。では、現代の主要死因である慢性疾患の病因はどのように論じればよいのでしょうか？

ここで新たに登場した概念が「**危険因子**（risk factor）」です。慢性疾患では、細菌病因論でみられたような特定の１つの原因（例えば結核菌）に特定の１つの結果（例えば結核）のような１対１対応がありません。様々な因子（性、年齢、体質、環境、生活習慣など）が重なって病気に罹患する確率に影響を与えるという考え方で、これを**確率論的病因論**と呼びます。

現代社会では禁煙運動が盛んですから、「喫煙をすると肺がんになるぞ」というフレーズはよく聞くと思いますが、仮にタバコを１本吸ったらたちまち肺がんになるわけではないですね。ヘビースモーカーでも肺がんにならない人もいれば、タバコを吸ったこともないのに肺がんになる人もいます。要は、長年にわたり多量のタバコを吸っていると、肺がんになる「確率」が高まるということです。

1973年にブレスロー（Breslow, L.）がアメリカ合衆国カリフォルニア州アラメダ郡で行った成人住民の生活習慣と健康状態との関係を調査した疫学研究では、「適正な睡眠時間（7～8時間）、喫煙をしない、適正体重を維持する、過度の飲酒をしない、定期的にかなり激しい運動をする、朝食を毎日取る、間食をしない」といった７つの健康的な習慣をすべて実施している人に比べると、２つ以上実施していない人は様々な慢性疾患に罹る「確率」が高まることを実証しました。このことは我が国でも1997年の厚生白書で紹介され、やがて慢性疾患は「**生活習慣病**」と呼ばれていくこととなります（生活習慣病という言葉は日本で名づけられた独特な言葉で、これに匹敵する英語はありません。強いて訳せば、“life style related disease”でしょうか）。

個人の生活習慣によって罹患する確率が左右されるという確率論的病因論では、とかく病気になる責任が個人に帰せられる傾向がありますが、病気になる確率は社会政策、環境といった個人ではどうしようもならない危険因子も存在するわけであり、そのことを忘れないようにすることも大事だと筆者は思います（杉田，2004）。

推薦図書

◎ステルペローネ，L.／小川熙訳『医学の歴史』（原書房，2009）
新石器時代から現代までの医学の歴史をヨーロッパに限ることなく概説した図書。

◎パーカー，S.／千葉喜久枝訳『医療の歴史――穿孔開頭術から幹細胞治療までの1万2千年史』（創元社，2016）
副題にあるように、穿孔開頭術から幹細胞治療までの1万2千年史を豊富な図版も併用して解説した読み応えのある図書。

◎ルーニー，A.／立木勝訳『医学は歴史をどう変えてきたか――古代の癒やしから近代医学の奇跡まで』（東京書籍，2014）
副題にあるように、古代の癒やしから近代医学の奇跡までを、豊富な図や写真を用いて紹介した概説書。いわゆる「こぼれ話」がたくさん記述されていて、「へー、そうだったのか」と興味がわく良書。

第5章
感染症の疫学

中澤 港

1. ヒトと感染症の関係

マラリア、結核、HIV/AIDS、エボラウイルス感染症など、様々な感染症が人々の健康を脅かすものとして恐れられています。**感染症**とは、その名の通り、「感染」する、つまり患者から（媒介動物や無生物を介する場合もありますが）、健康な人へと「うつる」病気をいいます。しかし、何が「うつる」のでしょうか？ 産業革命が始まっても、多くの感染症について、この問いへの答えは得られませんでした。悪い空気や水から病気の元となる物質が生まれ、それが多い場所に行った人が、その物質を体内に取り込んで病気になるという瘴気(しょうき)説や、呪いや祟りだという説が広く信じられていました。

いまでは、感染症はヒトに寄生している他の生物、総称して**寄生体**（英語では parasite）と呼ばれる生物が起こすことがわかっています。寄生体には、サナダムシや回虫のような腸管に寄生する多細胞生物、タイ肝吸虫や日本住血吸虫のような血液中や組織に寄生する多細胞生物、アメーバや原虫や細菌のように光学顕微鏡でみることができる微生物、ウイルスやプリオンのように電子顕微鏡でしかみえない微生物が含まれます。多細胞生物や原虫や細菌は、宿主であるヒトの血液などから栄養を得て成長する、増殖するといった生命活動を行います。ウイルスやプリオンは宿主であるヒトの細胞内に入り込み、宿主細胞の酵素や遺伝子を使って増殖します。ヒトという宿主と付き合いが長い寄生体は、生かさず殺さず宿主を利用する方が増殖に有利なので、宿主への負担が少なく、激しい症状は起こさない遺伝的形質を持つ方向へと徐々に進化し、弱毒化します。マラリアの場合では、元々サルを宿主としていて、比較的新しくヒトを宿主とするようになった熱帯熱マラリア原虫や二日熱マラリア原虫に比べ、古くからヒトを宿主としてきた三日熱マラリア原虫や四日熱マラリア原虫の症状は比較的軽いのです。

目にみえないものの存在を信じることは困難です。例えば、体液を介してエボラウイルスが患者から健康な人に感染することが既に証明されているのに、流行地では、呪いや祟りによる病気だと信じられていて、死者を素手で埋葬することで死者の魂を鎮めることが大事だと思われています。このことが感染防止対策のうえで大きな障壁となっています。エボラウイルスが人に感染するようになったのは比較的最近のことで、それまでは、おそらくコウモリを自然宿主として存在していたと考えられています。ヒトが森を切り開いて居住域を拡大し、それまで接触がなかった野生生物との接触が増えたことで、エボラウイルスがヒトを宿主とするようになったのでしょう。実は、**新興感染症**とは、このようにして新しくヒトの感染症となった病気のことなのです。既に触れた二日熱マラリアも新興感染症です。新興感染症については、最初は症状も伝播経路もよくわかっていませんし、症状も重いことが多いので、特別に注意して対策を進める必要があります。

患者のなかで増殖した寄生体が何らかの経路で健康な人に移動し、その人のなかで増殖して、その人を新たな患者とすることで寄生体は増殖し生き延びることができます。この円環状の構造を**感染環**と呼びます。感染症対策は感染環を断ち切ることが基本です。

新興感染症については、当然、最初は感染環がわかりませんので、まず感染環を明らかにする必要があります。しかし、これがなかなか難しいのです。手がかりは、患者となった人の体内に病原体が入ってきた経路を探すことから得られます。つまり、患者が共有していて、患者でない人には少ない経験を探すわけです。疫学の専門用語では、**患者**と**非患者**（**対照**）といいますが、まず、それぞれについて属性や過去のリスク因子への曝露経験を調べます。そのうえで、患者における曝露オッズ（曝露があった人数のなかった人数に対する比）の、非患者における曝露オッズに対する比（オッズ比）が1よりずっと大きい属性や曝露がわかれば、それらが病気の原因となっている可能性が高いと推測できます。

2. コレラ菌発見前にどうしてコレラ対策ができたのか

疫学は、病気の分布や頻度を調べて、その病気を引き起こしている原因を明らかにすること（**因果推論**）を目指す研究分野です。しかし、分布や頻度を調べるためには、まず**症例定義**といって、どういう条件を満たすとその病気の患者といえるのか、を決めなくてはいけません。そもそも症例定義ができないと感染環もわかりません。直観的には、同じような症状の患者から特定の寄生体がみつかれば同じ感染症といえるのではないかと思うかもしれませんが、それでは不十分です。

ある感染症が、特定の寄生体の感染によって起こっていることを示す基準としては、**ヘンレ＝コッホの３原則**が有名です。これは、1840年にチューリッヒで解剖学の教授職についたばかりのヘンレ（Henle, J.）が発表した感染症の原因に関する著作を受けて、ヘンレの学生だったコッホ（Koch, H. H. R.）がさらにそれを発展させ、1884年と1890年の講義で示した考え方です。彼らは、ある寄生体が感染症の原因だと特定するには、3つの条件が満たされる必要があると考えました。その条件とは、第1に「その寄生体は問題となっている病気のすべての患者から、その病気の病理学的変化や臨床経過を説明できる状況下でみつかっている」、第2に「その寄生体は、他の病気でもみつかったり、病気を起こさない寄生体としてみつかったりはしていない」、第3に「その寄生体を患者から分離して純粋培養した後、新たに病気を起こすことができる」としています。

しかし、症状がない潜伏期の後で発症する感染症や、感染して寄生体が増殖しているのに何も症状がない状態（**不顕性感染**）がある感染症が多いことがわかってから、第2の条件をクリアすることは難しくなりましたし、それ以上に、分離した寄生体のうちの多くが実験動物に病気を起こすことを確認できず、第3の条件を満たすことができませんでした。

コッホは、1883年頃に自ら発見したビブリオ属の細菌(コレラ菌)が、インドのコレラ患者から常にみつかっていたことから、その細菌がコレラを起こすと確信していましたが、コレラの症状を起こす実験動物がみつかりませんでした。それ以上に、当時、衛生学の第一人者として知られていたペッテンコーファー（von Pettenkofer, M. J.）が、病気の原因はコレラ菌そのものではなく、菌が土のなかで外部から取り込んだ何かの物質だと主張し、1892年に1 mlのコレラ菌培養液を自ら飲んでもコレラを発症しなかったという実験結果を発表したことも（下痢はしたものの、脱水に至らずに治癒したのでコレラではないと主張しました)、コレラ菌がコレラの原因であるという事実への疑問を投げかけました。しかし、その後の多くの追試によって、コレラの原因が、コッホが発見したコレラ菌であることが広く認められるようになりました（Evans, 1976)。

それまで存在しなかった疾患の患者が突然多数出現した時（**アウトブレイク**と呼ばれます）は、臨床症状から症例定義を行います。その際、疑い例、可能性例、確定例の3段階に分けるのが普通です(谷口他, 2015)。現在ではヘンレ＝コッホの3原則を満たすことがわかっている寄生体も多く、マラリアやインフルエンザなど広くみられる感染症については、迅速検出キットが開発されていて、確定診断による症例定義がすぐにできます。しかし、新興感染症の流行初期には、いまでも確定例を決める手段がありません。

A. 19世紀ロンドンのコレラ流行状況

コッホの時代より前、19世紀のロンドンでは、コレラの流行が何度も起こりましたが、もちろん原因はわからず、人から人へと伝染するという説（**伝染説**）と、病毒を含んだ悪臭を吸入すると感染するという説（**ミアスマ説、瘴気説**）が有力な説明とされていました。当時のロンドンは、ゴミや排泄物が適切に処理されずに悪臭が漂い、さらに石炭を燃やすことで煤煙が舞い上がって空が霞み、煙（smoke）と霧（fog）を合わせてスモッグ（smog）という新語ができたほど、衛生状態の悪い町でした。また、1800年の時点では、し尿処理に下水道はまったく使われていませんでした（ジャクソン，2016）。業者が人糞やし尿を回収し（人糞は農地に運んで売られてもいました）、汚水を町の一画に作られた人工池に溜めて自然乾燥を待つという処理が普通でした。1851年の万博の際に設置された水洗公衆トイレが人気を博してから、水洗トイレの普及が進むと、汚水溜めとなった人工池が溢れることも頻繁に起こりました。これに加えて、19世紀半ばの時点で250万人まで膨れ上がった人口が、ゴミや排泄物の増加に拍車をかけ、環境衛生はこれ以上ないほど悪化しました。

そういう状況で、1854年の夏、ロンドンにコレラの大流行が起こって死者が続出したのです。コレラ菌をみつけられないまま、疫学的な手法を使って飲料水に原因があることを突き止めたのはスノウ（Snow, J.）でした。この話は大変有名なので様々な本で解説されていますが、以下、ジョンソン（2017）の記述に基づいてスノウの仕事をみてみましょう。

B．自然実験でみえた水道会社とコレラ罹患率の関係

特に酷い流行が起こったのは、ソーホーの一画にあるブロードストリートでした。何百人もの患者が出て、1854年9月2日から3日までの24時間で70人が死亡したのです。この時、既に麻酔科医として有名だったスノウは、ソーホーの近くに住んでいました。彼は、1848年のコレラ流行時の報告を読み、コレラの研究を進めていました。その報告書には、最初の患者となったハンブルグからの汽船の乗組員が、ある部屋に泊まってからコレラを発症して死亡し、1週間後に同じ部屋に泊まった人もコレラを発症して死亡、数軒先の家に住む人が3人目の患者となってから周囲一帯、やがてロンドン全

体にコレラが広がり、2年間で5万人の死者を出した後で収束したと記されていました。しかし、最初の2人の患者を診察した医師はコレラに罹らなかったとありました。

同じ空気を吸って、米とぎ汁様の下痢をしている患者と何時間も一緒にいた医師がコレラにならなかったという事実から、スノウは、瘴気説も伝染説も間違っていると考えました。

1849年7月下旬には、サリー・ビルという建物の住人のうち、コレラによる死亡者12人が、その中庭の井戸を共同で使っていたこと、隣接する建物では、同じような社会階層の人が暮らし、同じくらい不潔だったけれども飲料水が異なっていて、コレラ患者がいなかったことを突き止めました。スノウは、この観察事実から、コレラは患者が摂取した未確認媒体によって引き起こされる病気で、患者の排泄物で汚染された飲料水を飲むことで伝染するという仮説を発表しました。しかし、当時ロンドンの公衆衛生の委員会の主要メンバーだったチャドウィック（Chadwick, E.）と、人口統計学者として死亡統計を扱っていたファー（Farr, W.）は瘴気説を支持していたため、スノウの仮説は受け入れられませんでした。

ファーは、川岸の低地で澱んだ霧に曝されやすい住民は、高台に住む住民よりコレラに罹りやすいと考え、1849年の流行時のデータを、コレラ死者の年齢、性別、居住地の標高を死亡週報という形で整理し公表するとともに、教区単位での居住地の標高とコレラ死者数の間に負の相関関係をみつけていました。ファーにとって、これは瘴気説を支持する証拠でした。ファーはスノウの論文を読み、1853年に発表した論説で、「水源の良し悪しの効果を測るには、同一の標高に住み、同一の生活圏内と生計手段と仕事を持ちながら、飲む水だけ異なる2種類の人口集団をみつけなければならない。一方はバターシーの水を飲み、他方はキューの水を飲んでいるというような。だがそのような決定的実験をロンドンの環境で行うことは許されない」と指摘しましたが、同時に、死亡週報に、死者当人が飲料水をどこで得ていたかを示す欄を追加しました。

19世紀半ばのロンドンには、およそ10の大きな民営の水道会社がありました。会社ごとに縄張りがあり、テムズ川の南側にはS＆V社とランベス社が給水していました。当初、多くの水道会社はロンドン市内からの汚水が混ざるテムズ川下流から取水していましたが、1855年8月までに取水管を潮水線より上流に移すことを命じる法律が成立したため、1854年の時点では、会社によって取水位置がばらばらでした。テムズ川の南では、S＆V社は下流のバターシーからの取水を続け、ランベス社は1852年に上流のテムズ・ディトンに取水口を移していました。12の教区はS＆V社から、3つの教区はランベス社から100%の給水を受けていましたが、残りの16教区は、両社から給水を受けている家が混在していました。

1854年のコレラ流行時、S＆V独占給水地区では住民100人当たり1人の割合で死者が出ていましたが、ランベス独占給水地区では住民1万4,632人のうちコレラによる死者は皆無でした。しかし、ランベス独占給水地区は比較的裕福な人が住む郊外であり、S＆V独占給水地区は貧しい工業地帯だったので、これだけでは瘴気説も成り立ってしまいます。そこで、スノウは残り16教区の家ごとの水道会社とコレラ死亡率を調べることにしました。16教区の水道管は無秩序に連結されていて、住所からでは水道会社がわからない状況でしたが、逆にいえば、S＆V社の水を飲んでいる人々とランベス社の水を飲んでいる人々の間には、飲料水以外の違いがない、「決定的実験」に必要な状況が自然に与えられたことになります。

スノウは戸別訪問して水を集め、調べているうちに、S＆V社の水にはランベス社の水の4倍の塩分が含まれていることに気づきました。現在でも水中の塩化物イオン濃度は、汽水域では海水の混ざり具合の指標になりますし、淡水では簡易的なし尿汚染の指標として使われることがありますが、スノウはテムズ川南に位置する家の飲料水の塩分を分析し、その家がどちらの会社から給水を受けているかを明らかにしました。その結果から、家ごとの給水会社の違いとコレラ死亡率の関係を集計し、S＆V社から給水を受けている家に住んでいた26万6,516人のうち、コレラ死者は4,093人だったのに対し、ランベス社からの給水を受けていた17万3,748人のうち、コレラ死者は461人と、5.8倍の死亡率の違いがあることが明らかになりました（ロスマン, 2013）。この死亡率の違いは、飲料水の違いによるものとしか考えられませんでした。

C. ブロードストリートの感染地図

1854年のソーホーでコレラの流行が起きたのは、スノウが上述の自然実験の結果をまとめた頃でした。スノウはまずブロードストリートを含む、その辺り一帯の井戸水を汲んで調査を開始しました。

しかし、意外にもブロードストリートの井戸水はきれいで、いくら顕微鏡で調べても、コレラの原因になりそうな微生物はみつかりませんでした。実は、流行が起こる少し前、生後5ヶ月の女児が4日間下痢に苦しんで亡くなるまでの間、汚れたおしめをバケツで洗った水が裏庭や汚水溜めに捨てられ、そのわずか80 cmほど下にあったブロードストリートの井戸に汚水が浸入したことが後にわかりました。おそらく、スノウが採水した時には、既に井戸水のなかからコレラ菌が消えていたと考えられます。

しかし、スノウは諦めませんでした。1854年夏のソーホーのコレラ死者の半数の住居が、ブロードストリートの井戸からみえる範囲にあり、残りのほとんども道を1本か2本入ったところだったこと、かなり離れたクロスストリートの4人の死者も学校帰りなどにブロードストリートの井戸水を飲んでいたことを突き止めました。同時に、ブロードストリートにありながらコレラ死者が出ていないセントジェームズ救貧院の数百人の人々と、ライオン醸造所の数十人の従業員は、安全な水道会社の水か、敷地内に独自に掘った井戸の水を飲んでいたことも突き止めました。

この結果を、誰の目にもわかるようにしたのが**感染地図**でした。コレラ死者数を地図上にプロットするという地図自体は他の人も作っていましたが、スノウは家ごとのコレラ死者一人ずつを太い横棒で示して積み重ねることと、地図上に井戸をプロットすることで、ブロードストリートの井戸の周辺にコレラ死者が集中していることが一目でわかる地図を作ったのです。さらに、スノウはそれぞれの家から歩いてかかる時間が最も短い（最も「近い」）井戸を調べ、13のポンプを点として、各点について、他のどの点よりもその点に近い領域を線で囲んだ**ボロノイ図**（図5-1）を作りました。他のどの井戸よりもブロードストリートの井戸に近い領域を線で囲い、コレラ死者数の太い線を重ねると、死者はこの領域内に集中していました。この地図によって、瘴気説は完全に否定されました。

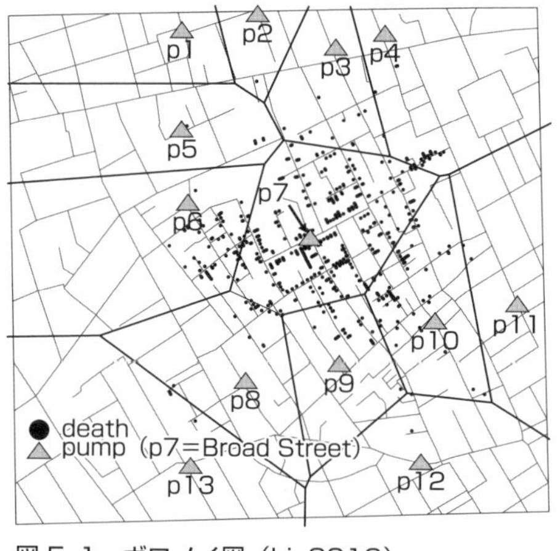

図5-1　ボロノイ図（Li, 2019）

3. マラリアの原因はどうやってわかったのか

コレラは飲み水を介して感染する細菌感染症なので、感染環が比較的単純です。しかし、マラリアやデング熱のような**蚊媒介感染症**は、もう少し感染環が複雑なので、原因を明らかにするのも大変でした。媒介動物がいると、患者が重症で動けなくても感染が広がるため、ヒトに感染するようになってから時間が経っても弱毒化が進むとは限りません。また、媒介動物の多くは、地球温暖化などの影響を受けて、今後分布が変わっていくと予想されるので、人類の将来にとって大きな影響をもたらす可能性があります。

蚊がマラリアを伝播することを証明したのは、イギリス軍の軍医としてインドに派遣されていたロス（Ross, R.）と、イギリスにいてロスを指導していた著名な熱帯医学者マンソン（Sir Manson, P.）です。Knell（1991）の記述から、彼らの仕事をみてみましょう。

マンソンは、既に蚊がフィラリアという病気の原因となる寄生虫を伝播することを突き止めていて、マラリアも蚊が伝播すると考えていました。マンソンはインドに赴任する前のロスに、ラベラン（Laveran, A.）が1880年に発見した、マラリア患者の赤血球中の小さな原虫の顕微鏡プレパラートをみせ、蚊の体内に同じ原虫がいないか探すことを提案したのです。当時、多くの学者が、この原虫がマラリアの原因であるという説には懐疑的でした。ロスもそうでしたが、マンソンの指示通り、1895年にインドに派遣されてから2年間、患者の血液を吸った蚊の体内のマラリア原虫を探し続けました。しかし、原虫はいっこうにみつかりませんでした。

1897年8月15日、召使いが水の表面に平行に横たわる小さなボウフラを持ってきました。次の日、このボウフラが羽化して、斑のある羽を持った茶色い蚊になりました。ロスは、この蚊10匹に患者の血を吸わせました。8月20日の時点で生き残っていた蚊は2匹でしたが、そのうち1匹を解剖し、顕微鏡を使って観察したところ、蚊の胃の外壁に、はっきりした嚢腫があることに気づきました。詳しく調べてみると、その嚢腫のなかには羽のような黒い色素沈着がありました。マラリア原虫が寄生した患者赤血球の色素沈着と同じものでした。翌日解剖した2匹目の蚊にも嚢腫があり、今度はもっと大きく、またも色素沈着を含んでいました。漸く、患者から蚊へのマラリア原虫の感染が証明できました。

この発見を受けたローマのグラッシ（Grassi, G. B.）の研究チームは、マラリアを媒介する蚊がハマダラカ属であると同定し、ローマの三日熱マラリア患者から吸血させてマラリア原虫に感染したはずの蚊をロンドンに送りました。受け取ったマンソンは、その蚊に2人のボランティア（実は自分の長男と実験助手）の血を吸わせました。今なら倫理的に許されないであろう実験ですが、2人ともマラリアにかかったことで、この病気の伝播が媒介蚊によって起こるという感染環が確立されたのでした。その後、ロスは患者から蚊、蚊から健康な人へとマラリア原虫が移行する過程を、蚊の吸血確率などを数式で表した数理モデルを提案し、**理論疫学**と呼ばれる数理モデルで感染症伝播過程を表現する研究分野の先駆者の一人になりました。ロスの数理モデルは、後にロス研究所の所長となったマクドナルド（Macdonald, G.）によって改良され、**ロス＝マクドナルドモデル**として広く使われました（中澤，2004）。

現在、WHO の感染症対策は数理モデルに基づいて行われるのが原則です。**リングワクチネーション**（天然痘ウイルスによるバイオテロが起こったら、その周りの住民10万人に緊急ワクチン接種をすることによって天然痘の感染拡大を防ぐ戦略）の有効性や、学級閉鎖の効果（新型インフルエンザの**アウトブレイク**が起こった時に累計患者数を最小にするには、1人でも患者が発生したらすぐに学校閉鎖することが最適解となることがわかっています）等が数理モデルに基づいてなされ、それを根拠として対策が立てられています。

4. COVID-19 パンデミックにおける疫学

しかし、2019 年末から世界を襲い、後に COVID-19 と名付けられることになった新型コロナウイルス感染症（以下、COVID-19）のパンデミックに対して、WHO や世界の準備は十分とはいえませんでした。疫学研究によって多くのことが明らかになり、mRNA ワクチンという全く新しいワクチンが早期に開発できたおかげで、地域によっては感染者や死者を最小限に食い止めることに成功した一方で、欧米での大流行をきっかけに世界的なパンデミックに至り、治癒後の再感染と変異を繰り返すというウイルスの特性から、オミクロン株が出現、その常在化を受け入れるという苦しい選択をせざるをえなくなったのが 2023 年現在の姿であるといえます。以下、疫学研究がもたらした知見のうち、特に重要だった点を説明します。

A. なぜパンデミックを防げなかったのか

2003 年、中国などアジアを中心に流行した SARS はコロナウイルス（SARS-CoV）が病原体であることがわかるまで長い時間がかかり、感染者の 1 割が死亡に至るほど重篤度が高いうえに、感染力も高く、飛行機のなかや病院内で集団感染が起こりやすいという恐ろしい新興感染症でした。複数の国に感染が拡大しましたが、ほぼ発症後にしか感染が起こらなかったため、発熱などの症状を呈した人を迅速に隔離することで効果的な感染拡大防止策を講じることができ、流行は終息しました。一方、2009年4月から感染拡大が騒がれ始め、6月にはWHOがフェーズ6を宣言した新型インフルエンザは、パンデミックを起こしましたが、感染力は季節性インフルエンザと同等で、一部地域や集団を除けば季節性インフルエンザより**致命リスク**（感染確定者のうち、その感染症によって死に至る割合）が低く、2011年3月には季節性インフルエンザと同等の病気になって終息が宣言されました。

COVID-19は、症例定義も迅速になされ、中国・武漢での集団発生報告から半月ほどで、病原体がこれまでヒトを宿主としてこなかったコロナウイルスであることを突き止め、感染確定診断としてのPCR検査を確立、それらの情報がWHOによって世界に共有されたにもかかわらず、パンデミックになるのを防げませんでした。

B. 行動変容による感染拡大対策

これには、新興感染症であるために特効薬もワクチンもなかったこと以外に、いくつかの理由があります。まず、2020年1月中旬に英国インペリアルカレッジのグループが第1報を報告し、すぐに当時北海道大学に所属していた西浦博氏らのグループからも続報が出ましたが、中国の報告データに数理モデルを適用した結果、実際に感染した人の数は感染確定報告数よりも1桁多いと推測されました。1月末には、西浦らのグループが、感染の半分が発症前に起こっていることを報告しました。つまりCOVID-19では、SARSのように、感染者の隔離によって感染拡大を防ぐことができませんでした。

しかし、その一方で、誰もがウイルスに対する免疫を持っておらず、感染対策もしていない流行初期に、一人の患者から平均何人の新規感染者に感染するかという期待値（**基本再生産数**）が2〜3程度と、麻疹や風疹に比べると感染力がそこまで強くないこともわかっていたので、一定期間人と人の接触を完全に絶てば、感染拡大を阻止でき、地域封じ込めが可能と思われました。実際、2021年末にオミクロン株が出現するまでは、中国、台湾、ニュージーランドなどでは、感染者が増え始めた時の都市機能封鎖（**ロックダウン**）によって、新規感染者ゼロが2週間以上続くという排除状態を何度も達成しています。しかし、欧米諸国ではロックダウンを徹底することができず、日本でも感染者がゼロになる前に、ある程度新規感染者が減った時点で行動制限を解除してしまったため、流行の波は何度も訪れました。英国インペリアルカレッジのグループの第9報でシミュレーションモデルから予測されていたことですが、学級閉鎖だけなどの弱い行動制約しかしないか、あるいは新規感染者が毎日何十人もみつかっている状態で強い行動制約を解除してしまえば、流行の波が来るたびに新規感染者数のピークが高くなり、やがて医療的対処能力の限界を超えて救急医療が崩壊し、多数の死者が出ることになります。実際に、そうした事態が欧米を中心に世界を襲いました。欧米諸国では2020年の平均寿命が1〜3年短縮し、米国ではCOVID-19が死因の3位となりました（2021年も2022年も死因の3位のままです）。日本でも、COVID-19による死者は2021年に1万6,000人を超え、2022年には4万7,000人を超え、死因の7位となりました。

C. 終息シナリオ

2020年1月に推定された基本再生産数と致命リスクが、アジアかぜとスペインかぜの中間程度であったことから、ハーバード大学のリプシッチ（Lipsitch, M.）教授などの感染症疫学者は、何も対策をしなければ全世界の40〜70%の人が感染し、悪くすると1,000万人近い死者が出ると警告しました。しかし、基本再生産数にばらつきが大きいという報告から、どういう場合に基本再生産数が大きくなるのかを明らかにし、その要因を防げば良いのではないかと気づいたのが西浦らを含む日本のクラスター対策班でした。彼らは、接触追跡データからオッズ比を計算し、「換気が悪い」「多くの人が密集」

「近距離で会話や発声あり」の3条件が揃うと、そうでない状態に比べて10倍以上感染が起こりやすいことを明らかにし、この「三密」を防ぐことを重点的にアピールする政策提言を行いました。当初はそれが受け入れられたことによって、日本での感染拡大は欧米諸国よりずっと低く抑えられました。しかし、新規感染者がある程度以上出続けているのにもかかわらず、GoToキャンペーンを展開するなど、人の接触を増やしたため、台湾やニュージーランドと違って、COVID-19の排除には至りませんでした。

2020年のうちに重症化や死亡を防ぐためにある程度有効な治療薬が開発されたことに加え、mRNAワクチンという新技術によって重症化予防ワクチンの接種が進められたことや、ウイルスの変異などが相俟って、2021年以降、COVID-19の致命リスクは1桁下がりました。とは言え、季節性インフルエンザに比べると1桁高いままです（超過死亡を分子とするとか、全死因を分子とするなどの方法で、季節性インフルエンザの致命リスクを過大評価する言説が広まっていますが、人口動態統計に基づく計算をすれば明らかです）。経鼻スプレーとは違い、注射によるワクチンである以上、ウイルスが感染者の鼻咽腔の粘膜で増え、それが発話や咳とともに空中に飛散して感染を広げることを防ぐ効果はほとんどありません。しかも感染し治癒した場合に得られる免疫も長くは続かず、何度も再感染します。2022年からは、感染してから次の人に感染させるまでの時間が極めて短いオミクロン株が主流になったため、それまで接触追跡と検査、隔離やロックダウンなどにより排除に成功していた台湾やニュージーランド、中国でも検査結果が出る前に次の感染が起こる状態となり、排除を諦めるに至りました。

2021年7月に米国医師会誌（JAMA）に掲載されたコフマン（Kofman, A.）らの視点論文は、根絶、排除、共存、大炎上という4つの終息シナリオの可能性を挙げ、人獣共通感染症なので根絶は不可能で、人の移動を止められない以上排除も長続きしないため、定期的なワクチン接種や行動制約の組み合わせによるウイルスとの共存を目指すしかないが、失敗すれば常にある程度の新規感染者が出続け、COVID-19が死因の上位にあり続ける大炎上になってしまう、と指摘しました。現在、世界の多くの地域では行動制約をやめ、日本の感染症法でも５類に位置づけられたことからも、ありふれた感染症の１つとしてCOVID-19と共存しようとしていることがわかりますが、それまで存在しなかった感染症が常在し、平均寿命が1～3年下がった状態は、コフマンらのいう大炎上であって共存ではないでしょう。

飛沫、マイクロ飛沫など、空気を介した感染症の場合、発症後にしか感染力がなければ、重症度と感染力はトレードオフの関係になるため、軽症の変異株が主流になる弱毒化が期待されますが、COVID-19の場合、感染の半分は発症前に起こってしまうので、変異株が自然に弱毒化することは期待できません。いまよりも扱いが容易で有効性の高い経口摂取可能な特効薬が開発されるか、経鼻ワクチンの開発によって感染そのものを減らせるようになるまでは、常在化した大炎上状態が続くと考えられます。我々は、このことから目を背けるべきではないと思います。

推薦図書

◎ **Schmid-Hempel, P., *Evolutionary parasitology: the integrated study of infections, immunology, ecology, and genetics.*** (Oxford University Press, 2011)

寄生関係の進化や生体防御機構、生態系における相互作用、病原性の進化といった広い視野で感染症の総合的な見方を示した教科書。

◎**西浦博編『感染症疫学のためのデータ分析入門』**（金芳堂，2021）

感染環の把握、感染症の自然史の把握、データの収集から数理モデルに至るまで系統的に整理して書かれた、本格的でありながらわかりやすい理論疫学の教科書。

◎**山本太郎『感染症と文明――共生への道』**（岩波新書，2011）

人類史における文明の盛衰に感染症が果たしてきた役割をいくつかのエピソードとともに描き出し、その裏側で人間化された生態系に寄生体が適応してきた歴史を同時に考察した本。

◎**小林照幸『死の貝』**（文藝春秋，1998）

かつて山梨や福岡で風土病として多くの人に感染していた日本住血吸虫が、貝を中間宿主として人に感染することを解き明かし、貝への対策によって撲滅に至った歴史を時系列でまとめた読み物。

第6章
肺がんの原因を探る

緒方裕光

1. 慢性疾患の疫学

A. 肺がんの疫学

1854年にロンドンでコレラが大流行した際のスノウ（Snow, J.）の活躍以後、約100年近くの間、疫学の手法は主に**感染症**の原因究明に使われてきました。疫学の手法が慢性疾患にも適用され始めたのは、第二次世界大戦後のことでした。戦後間もない1940年代後半、イギリスやアメリカなどの先進諸国では、**肺がん**で死亡する人の数が急増していました。当時、肺がんの原因は不明で、自動車の排気ガス、スモッグ、工場の排煙、人口増加、道路のタール、さらには診療技術の進歩など、様々な原因が専門家の間で挙げられていました。そんななか、イギリスの著名な統計学者ヒル（Hill, A. B.）は、若い医師ドール（Doll, R.）の協力を得て、ロンドンとその近郊の20の病院で、肺がん患者と肺がんでない患者の喫煙状況についてインタビュー調査を行いました。その結果、肺がん患者のなかに喫煙者が多いことをつきとめ、喫煙が肺がんの原因であると推論したのです（Doll & Hill, 1950）。

この2人の論文は、公衆衛生学者や統計学者の間に大きな議論を巻き起こしました。もちろん、当時巨大産業化しつつあったタバコ会社からは強い反発を受けました。同じ頃、アメリカでも同様に、喫煙が肺がんの原因であるとする論文がウィンダー（Wynder, E. L.）

とグレアム（Graham, E. A.）によって発表されました（Wynder & Graham, 1950）。

B．心疾患の疫学

ドールとヒルの研究とほぼ同じ時期に、疫学の歴史上もうひとつの重要な研究がアメリカで開始されました。戦前の1930年頃から、アメリカ、カナダ、西ヨーロッパなどでは心血管疾患による死亡率が増加しており、とりわけアメリカでは顕著な増加傾向を示していました。アメリカ公衆衛生局は、この心臓病対策の一環として、1948年に国立心臓肺血液研究所（NHLBI）を設立し、予防研究を行うことにしました。しかし、肺がんの場合と同様に、この心血管疾患の増加の原因は不明で、その原因を探る方法も確立されていませんでした。そこで、NHLBIは、大規模な健康者集団を長期間にわたって観察し、心血管疾患に罹る人たちがどのような共通要因を持っているかを探ることにしました。この調査をどこで行うかについては、様々な議論の末、ボストン近郊のフラミンガムという人口3万人程度の小さな町が選ばれました。ここが選ばれた理由はいくつかありましたが、大きな理由のひとつは、住民の転入や転出が少ない町であったことです。このような追跡調査では、同じ集団を継続的に追跡・観察できることが重要であり、人口移動の少ない地域集団はこの調査に最適でした。

1948年、フラミンガムの30〜62歳の約5,200人を対象に、調査が始まりました。これらの対象者について、心血管疾患の原因として想定しうるあらゆる種類の情報が継続的に記録されました。その後、データの蓄積に伴い多くの分析と研究報告がなされ、虚血性心疾患の発生確率を高める要因として高血圧、高コレステロール、喫煙が三大危険因子であることが示されました。この研究は**フラミンガム研究**と呼ばれ、疫学的手法を心血管疾患に応用し、定量的な方法で危険因子を発見した点で歴史に名を残しています（「危険因子」という言葉もこの研究で初めて使われました）。この研究は現在もなお続けられており、対象者は当初の集団から3世代目にあたります。

C．慢性疾患予防のエビデンス

慢性疾患の疫学研究が始まった第二次世界大戦後は、特に先進諸国では一般庶民の生活習慣に大きな変化があり、それが次第に疾患発生や死因にも大きな影響を与え始めた時期です。その後、種々の慢性疾患に関する疫学研究は世界中で数多く行われてきました。現在は、先進国はもとより、開発途上国においても、**生活習慣病**（非感染性疾患）の増加が大きな健康問題になっており、その予防対策を立てる際の**科学的根拠（エビデンス）**として疫学研究で得られた知見が大いに役立っています。疫学が感染症だけでなく、非感染性疾患の原因究明の方法として有効であるというのは、疫学という手法そのものが公衆衛生の大きな拠り所となることを意味しています。

2．方法論の開発

A．対照群の設定

18 世紀後半、イギリスの外科医ポット（Pott, P.）は、自分が手術した陰囊がんの患者の大部分が煙突掃除夫（その多くは少年）であることに気づきました。ポットはこの経験から陰囊がんの原因が煙突の煤である可能性が高いと結論づけ、1775 年にこの知見をまとめて論文を発表しました（Pott, 1775）。この発見は、発表当時には大きな話題となりましたが、やがて人々から忘れ去られてしまいました。しかし、19 世紀以降、様々な職業がんの発見や動物実験研究などが進み、ポットの発見は再認識されるようになりました。

さて、これを疫学の方法論としてみてみましょう。例えば、ある医者が、自分が手術した肺がん患者の大部分が喫煙者であることがわかったとしたら、その医者は、喫煙が肺がんの原因ではないかと考えるかもしれません。では、その仮説をどのようにして証明すればいいのでしょうか。結論をいえば、上記の経験だけでは、科学的根拠としては十分ではありません。なぜなら、「肺がん患者」と「肺がんでない患者」との比較がないからです。「肺がん患者に喫煙者が多い」という結論は、「非肺がん患者における喫煙者の割合」と比較して初めていえることです。この比較する集団のことを**対照群**（またはコントロール群）といいます。疫学では、ある特定の集団の観察結果を対照群と比較することが中心的な概念のひとつになります。

B．症例対照研究

特定の疾患に罹患している患者群と、その疾患に罹患していない非患者群（対照群）について、各群の対象者が原因として考えられる要因を有しているか否かを調べ両群を比較する方法は、疫学の基本的な方法のひとつです。この方法は、**症例対照研究**と呼ばれます。

この方法を慢性疾患に初めて用いたとされている研究は、前述のドールとヒルの研究です。彼らは、肺がん患者と非肺がん患者という2群の集団について、それぞれの過去または観察時の様々な情報を集め、2群間の違いを調べました。おそらくタバコに目をつけていたと思われますが、肺がんの真の原因が何であるか確信がない以上、原因として可能性のある情報をできる限り多く集めるしかありません。この調査で実際に集められた情報は、性別、年齢、食生活（いつ何をどのくらいの頻度で食べたかなど）、居住地、社会的階級、喫煙習慣などです。その結果、男性の喫煙者数は、肺がん患者649人中647人、非肺がん患者649人中622人でした。また、女性の喫煙者数は、肺がん患者60人中41人、非肺がん患者60人中28人でした（Doll & Hill, 1950）。このデータは2×2の分割表に集計され、有意差の検定にはカイ2乗検定と**フィッシャーの正確検定**が用いられています。結論として、男女ともに、肺がん患者に喫煙者が有意に多いことが示されました。

ドールらの論文には、もうひとつ重要なデータがあります。それは、1日当たりの喫煙本数ごとに群分けして肺がん患者数が調べられていることです。その後1952年にも対象地域と対象者数を拡大して同様の症例対照研究を実施しています（Doll & Hill, 1952）。いずれの論文でも、肺がん患者には1日当たり喫煙本数の多い人（いわゆるヘビースモーカー）の割合が高いことが示されています。これは、要因への曝露の量と疾患の発生頻度が強く関連することを示した点で重要な意味を持っています。疫学では、「曝露の有無」と「疾患発生の有無」という関係だけでなく、「曝露の程度」と「疾患発生の頻度」との関係が大きな問題となります。これらの関係は、現在では**量－反応関係**と呼ばれ、この関係を定量的に推測することは、多くの危険因子に関するリスク評価の主要なテーマとして取り扱われています。

症例対照研究にはいくつかの利点と欠点があります。最も大きな利点は、時間や労力がそれほどかからないということです。一方、欠点としては、対象者の過去のことをさかのぼって調べるために様々な**バイアス**が入り込む余地があることです。例えば、インタビュー調査の際に、対象者が記憶に頼って回答するため、自分に都合のいいことだけを記憶している場合や、調査者が特定の質問に重点を置いて回答を誘導する場合などがあります。

C．コホート研究

疫学研究のタイプには、もうひとつ基本的な方法があります。1940年代に、イギリスの遺伝学者フォード（Ford, E. B.）は、ダーウィンの進化論を、実際の生物個体群で直接証明したいと考えました。進化そのものは既に過去に起こったことであり、それを理論的に説明できたとしても、あくまでも過去に関する推論でしかありません。そこで、フォードはオックスフォードの近くにある湿地で蛾の観察を10年近く続け、わずかな進化の痕跡を見出しました（Fisher & Ford, 1947）。ドールとヒルは、この研究を知り、人間集団でも同じような方法が使えるのではないかと考えたといわれています（ムカジー, 2016）。ドールとヒルは、ロンドンの登録医師約4万人（全年代の男女）を喫煙者と非喫煙者に分けて、肺がんによる死亡の有無を記録し続けました。この調査は1951年から1961年まで続けられ（Doll & Hill, 1964）、その途中の1954年の報告では、対象者のうち35歳以上の男性医師の肺がんによる死亡者数は、喫煙者

2万1,296人中36人、非喫煙者3,093人中0人でした（Doll & Hill, 1954）。この結果が意味することは、誰の目にも明らかでした。

このように、目的とする要因に曝露している群と曝露していない群（対照群）を設定し、将来にわたって追跡し、特定の疾患の発生の有無を調べる方法を**コホート研究**といいます。「コホート」の語源は、古代ローマの歩兵隊の1単位を指すといわれていますが、疫学では、「ある期間にわたり追跡される特定の目的のために選ばれた個人の集まり」と定義されています（ロスマン, 2013）。前述のフラミンガム研究も慢性疾患の原因究明のために行われたコホート研究といえます。ただし、フラミンガム研究は、心血管疾患の原因を特定できていない状態から始めたため、複数の仮説を立てて、それらの検証を行う必要がありました。喫煙、肥満、高血圧、高コレステロール血症、運動不足など多くの要因が心血管疾患の発生と関係があるという仮定のもとで研究が開始されたのです。なお、特定の要因に注目して曝露群と非曝露群を追跡し、その要因の影響を明確に知るためには、その要因曝露以外の条件は2群間でなるべく揃える必要があります。しかし、このフラミンガム研究のような場合には、特定の要因曝露に注目せずに、複数の要因間の関係とそれらの疾患への影響を調べることが重要な目的となります。そこで、この研究では、統計的方法として複数の変数を同時に取り扱う多変量解析が利用されました。

コホート研究にも利点と欠点があります。利点は、症例対照研究に比べてバイアスが入り込みにくいこと、原因と結果の時間的前後関係が明確であること、などです。また、要因曝露群と非曝露群で疾患発生の有無を比較する場合には、曝露と疾病の関係性の強さを測る指標として**相対リスク**を使うことができます。相対リスクは、曝露群における疾患発生率と、非曝露群における疾患発生率の比をとることで求められます。一方、欠点としては、研究が終わるまでに長い時間がかかること（場合によっては10年以上）、発生率が少ない稀な疾患の場合には、多数の研究対象者が必要であることなどがあります。

3. タバコか、大気汚染か

A. 統計的関連と因果関係

ドールとヒルが肺がんの疫学研究に着手する以前の1947年、イギリスの保健省は、肺がん対策を検討するために専門家を集めて審議会を開催しました。この時、専門家の間で比較的有力な原因説は大気汚染でした。既に、人口密度の高い都市部で肺がん発生率が高いことはわかっていました。一方、ロンドンのスモッグに代表されるように、都市部では大気汚染がかなり進んでいたため、大気汚染の程度と肺がん発生率との間には現象的には関連があり、大気汚染が肺がんの原因であるという説明は、多くの人を納得させたと思われます。一方、上記の審議会では喫煙はあまり問題にされませんでした。当時の男性の多くが喫煙者であったことを考えると、自分たちが習慣的に行っていることにリスクがあるとは考えなかったのかもしれません。ただし、ドールも喫煙者だったのですが、自分の研究結果を見て研究途中で禁煙したようです。

前述のドールとヒルの論文に対して反論した学者はたくさんいました。なかでも、統計学の世界では既に大きな貢献を果たしていたイギリスの統計学者・遺伝学者のフィッシャー(Fisher, R. A.)は激しく反論しました(フィッシャーも喫煙者だったことは確実です)。なお、フィッシャーは先に紹介したフォードの蛾の研究の共同研究者でした。ドールとヒルの論文に対するフィッシャーの主な論点は、肺がんと喫煙に関連があるとしてもそれは統計学的な相関関係にすぎず、それが因果関係を示すとは限らないという点です。

フィッシャーは、特に1957年から1958年にかけて、肺がんのタバコ原因説に対する反対論文を複数の有名な学術雑誌に発表しました(Fisher, 1959)。フィッシャーは、これらの論文で、喫煙が肺がんの原因でなくても(因果関係がなくても)、このような統計的関連が得られる可能性をいくつか提示しましたが、どれも常識的に無理があり、タバコ原因説を支持する学者グループによって否定されました。

1950年代を通じて両陣営の議論は続きましたが、結果的にはヒルらが勝利しました。フィッシャーはこの一連の議論に敗れた形になりましたが、彼の意見でひとつだけ正しかったことを挙げれば、疫学調査結果だけでは因果関係を証明したことにはならないという点です。先述の大気汚染説でいえば、都市部の大気汚染の程度がひどいことと同時に、都市部では喫煙者が多いことを考えると、喫煙も大気汚染も原因として否定することはできません。このように、要因間の統計的関連性だけを議論しても、因果関係の存在を証明することはできません。

B．因果関係には多くの要因が関係する

疫学の主目的は、疾病の原因となる要因あるいは疾病に影響を与える要因に関して有用な情報を提供することにあります。したがって、疫学研究に基づいて因果関係の有無を推論することは大変重要なプロセスになります。先の肺がんの例に戻りましょう。1950年代には、肺がんの原因は複数想定されました。ヒルらの研究では、喫煙がその原因であることが強く示唆されましたが、その他の要因は考慮しなくてもいいのでしょうか。

要因と疾病との因果関係にはいくつかのパターンがあるので、まずそれらを整理します。ある要因が特定の病気の原因になる場合、その要因の存在はその疾患の発生にとっては十分条件となります。ただし、現実には、十分条件を満たす原因が唯一の要因であることは少なく、十分条件を満たす原因が複数の要因から構成されている場合の方が圧倒的に多いといえます。例えば、喫煙は肺がんの原因を構成している要因のひとつとして重要ですが、喫煙だけで肺がんになるとは限りません。喫煙以外にも、遺伝的要因や大気汚染などの環境要因が複数考えられます。それらの複数の要因のうち、多くが未解明のものかもしれません。しかし、これらの複数の要因のなかで、喫煙が大きな影響を与えているとすれば、他の要因がわからなくても、肺がんの予防という意味では、禁煙に大きな効果がある

ことになります。一方、もしある要因がなければその疾患が絶対に発生しないとすれば、その要因は必要条件となります。例えば、ある感染症の原因がある特定の菌であるとすれば、その菌はその感染症の必要条件となります。ただし、その菌に感染しても宿主や環境の条件が揃わなければ発症しないので、十分条件とは限りません。

疾病とその原因との関係については、それが感染症か非感染症かに関わらず、原因Aと結果Bが単純に1対1に対応している疾患は非常に稀です。例えば、肺がんの原因は複数あり、一方で、喫煙は複数の疾患の危険因子となることがわかっています。すなわち、因果関係は多数の要因間の非常に複雑な関係のなかに存在しているといえます。さらに、要因間の交互作用まで考えると、因果関係は、いわゆるネットワークのような状態にあると考えた方がいいでしょう。したがって、2つの要因の間に関連が観察されても、それが因果関係であることを示すには、少なくともバイアスや交絡因子の影響がない（またはその影響が小さい）ことを確かめる必要があります。

C．因果関係の有無を検討するには？

19世紀終わり頃に、細菌学者として有名なドイツの医師コッホ（Koch, H. H. R.）は、ある特定の感染力を持つ病原体が特定の疾病を引き起こすこと（原因と結果の関係）を示す条件を挙げました。しかし、これらの原則は感染症には有用であっても、喫煙と肺がんのような関係にはあまり役に立ちませんでした。そこで、ヒルは、喫煙と肺がんについて因果関係を示すには次のような特徴が重要であると主張しました。すなわち、喫煙者の肺がんリスクが非常に高いこと、自分たちの研究以外にアメリカのウィンダーとグレアムの研究でも同様の結果が得られたこと、タバコの煙が直接吸入される肺の部位にがんが生じること、喫煙歴が長いほど、また喫煙量が多いほどリスクが高まること、喫煙と肺がん発生の関連に生物学的な矛盾がないこと、マウスを用いた実験と結論が一致していること、などです（Hill, 1965）。

上記のヒルの考えを基本として、現在では、疫学研究で因果関係を判定する際の判断基準として、①原因が結果よりも時間的に先行しているか、②その関連を支持する他の知見（メカニズムに関する研究や実験的研究など）が存在するか、③他の研究でも同様の結果が得られているか、④原因と結果の間の関連性は強いか、⑤原因と思われる要因への曝露量の増加に伴い疾病発生も増加しているか、⑥原因と思われる要因を除去すると疾病発生が減少するか、⑦関連を見出した研究のデザインは適切か、⑧どのような種類のエビデンスか、などを検討することが定着してきています。これらの判断基準は、因果関係を推論する際の一種のガイドラインのような形で用いられています。疫学研究だけで疾病とその原因の因果関係を証明することはできません。しかし、疫学という科学的アプローチは、人間集団を直接的に観察して得た情報を、疾病予防のためのエビデンスとして構成するという極めて重要な役割を担っています。

推薦図書

◎**ムカジー，S.／田中文訳『がん――4000 年の歴史』**上・下（早川書房，2016）
「がん」に挑んだ人類の歴史を、近代に重点を置いて記述したノンフィクション。

◎**嶋康晃『世界の心臓を救った町――フラミンガム研究の 55 年』**（ライフサイエンス出版，2004）
心疾患の危険因子に関する多くの科学的根拠を示したアメリカのフラミンガム研究の歴史。

◎**ゴルディス，L.／木原正博他訳『疫学――医学的研究と実践のサイエンス』**（メディカル・サイエンス・インターナショナル，2010）
疫学の基礎から応用までを公衆衛生上の多くの事例と図表を用いて記述した教科書。

◎**ロスマン，K. J.／矢野栄二他訳『ロスマンの疫学――科学的思考への誘い（第 2 版）』**（篠原出版新社，2013）
科学としての疫学の考え方、原則、方法論の基本を解説した入門書。

◎**津金昌一郎『科学的根拠にもとづく最新がん予防法』**（祥伝社，2015）
疫学をはじめとする科学的根拠を基にした、がん予防に関する現在の知見。

第7章
人口統計で何がわかるのか

逢見憲一

1. 死者が教えてくれるもの：人口統計の特徴

みなさんが新聞やテレビでニュースに触れる時、「人口」「平均寿命」「出生率」、あるいは「死亡率」といった言葉を目や耳にすることがあると思います。これらは、「人口統計」、あるいはそれを基にした「保健指標」と呼ばれるものです。具体的には、ある時点・地域の人の数（「人口」あるいは「**人口静態**」）、ある期間・地域での出生・死亡等の数（「**人口動態**」）、そしてそれらを用いて作られた統計（「**加工統計**」）があります。人口統計は、公衆衛生の分野で非常に良く使われる重要な統計ですが、他の統計との違いは何でしょうか？小説『ジャッカルの日』を例にみてみましょう。

『ジャッカルの日』は、1960年代のフランスを舞台に、シャルル・ド・ゴール大統領の暗殺を企てる武装組織に雇われた暗殺者「ジャッカル」と、暗殺を阻止しようとするフランス官憲の攻防を描いた小説です（フォーサイス, 1973)。ジャッカルは、別人になりすますため、イギリスの田舎の墓地を探し回り、自分と生まれた年が近く幼少時に死亡した人の墓をみつけます。ロンドンの中央登録書でその人の出生証明書と死亡証明書を作成し、今度は旅券発行局に、死亡証明書は捨てて出生証明書のみを添えて、その人の名前でパスポートを申請します。無事にパスポートを取得したジャッカルは、アレグザンダー・デューガンという別人になりすますのです。

なぜ、このようなことが可能なのでしょうか？　これが人口統計の特徴を示すカギになります。当たり前すぎて笑われるかもしれませんが、人は、生まれるのも死亡するのも１回きりです。生まれる前はこの世に存在せず、死ぬまでの間生き続け、死後もこの世には存在しません。そして生存中は、同時に同じ人は一人しかおらず、例外はありません。だからこそ、出生が証明された人は、その人本人と特定されるのです。そして、出生も死亡も、その人や社会にとって非常に重要な出来事で、記録されている可能性が高いのです（ジャッカルのみつけた墓のように）。ですから、例えば、ある期間の死亡数を人口で割った、死亡率などの指標は、漏れや重複のない、確実な情報をあたえてくれるのです。

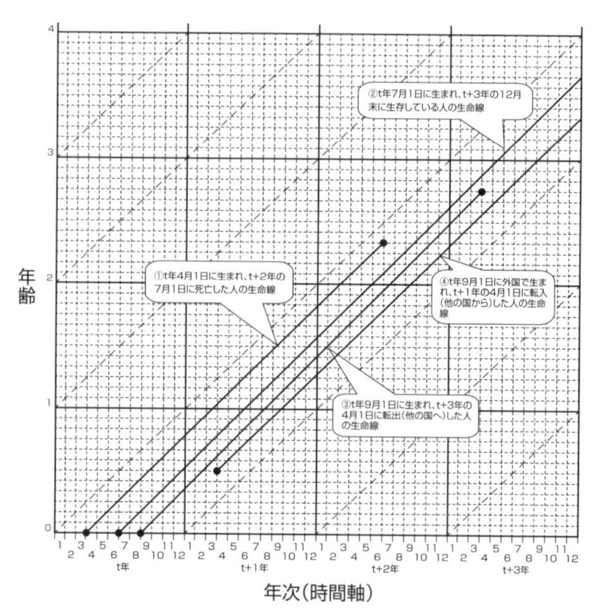

図 7-1　レキシス図（国立社会保障・人口問題研究所）
出典）https://www.mhlw.go.jp/shingi/0108/s0807-2h.html

図 7-1 をみてください。横軸に時間、縦軸に年齢をとった図で、考案者の名をとって「**レキシス図**」と呼ばれています。ここで、一人の人間は、誕生した時点の横軸上（年齢 0）を起点として生まれ、

必ず45度の直線を生き、死亡した時点と年齢が終点となる、直線として表現されます。

『ジャッカルの日』に話を戻すと、人口統計の確実さ、漏れのなさが、ジャッカルにとって裏目に出ます。暗殺を阻止しようとするフランスのトーマス警視は、過去50日間のパスポート申請書をすべて死亡証明書と照合し、既に死亡している人物、すなわちデューガンを割り出し、ジャッカルの正体を突き止めたのです。

2. ハレー彗星と生命表

それでは、人口統計、特に死亡統計は、どのような形で作られ、活用されていったのでしょう？

死亡統計を近代的な形で利用したのは、おそらく英国の商人グラント（Graunt, J.）の『死亡表に関する自然的および政治的諸観察』（1662）でしょう。14世紀以降、黒死病（ペスト）がたびたび流行していたことから、英国ロンドンでは、毎週の出生数と死亡数が公表されていました。グラントは、1601年から1661年にわたるロンドンの埋葬・死因・洗礼の数をまとめ、年度・季節・地区別に比較できるよう、表の形にしました。その結果、男女の出生数はほぼ等しく、若干男の出生が女を上回っていること、慢性の病気・事故・自殺などの死亡は全死因に対して一定の比率を保つことなどの規則性を発見しました。これらは今となっては当たり前に思えるようなことですが、当時はまだわかっていなかったのです。また、彼の用いた死亡者名簿では死亡者が年齢別に分けられていませんでしたが、100の出生者のうち36（つまり36%）は6歳になる前に死亡することなどを推測し、彼は今日の生命表の基礎を作りました。

そして、より一層精密な人口統計の分析が、イギリスの天文学者ハレー（Halley, E.）によってなされました。「ハレー彗星」で有名な、あのハレーです。順を追ってみていきましょう。

今日の私たちは、若い人は死亡しにくく（死亡率が低く）、年をと

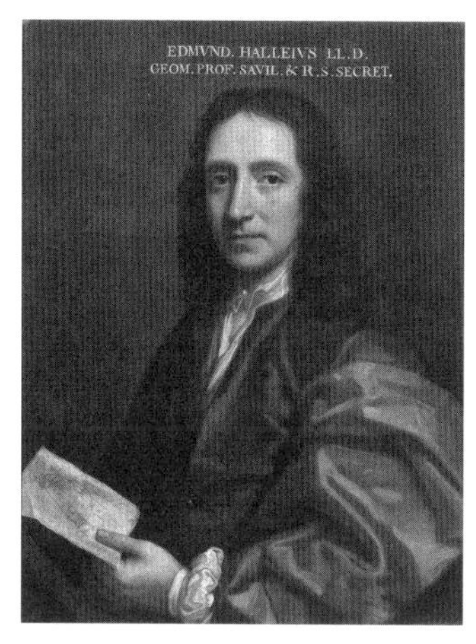

図7-2　エドモンド・ハレー
出典）Wikipedia より

るほど死亡しやすく（死亡率が高く）なることを知っているでしょう。しかし、当時、ヨーロッパでは7年ごとに健康に危機が訪れ、特に49歳と63歳が危険であると信じられていました。そこで、現在のドイツにある都市ブレスラウ（Breslau）の牧師で科学者でもあったノイマン（Neumann, K.）は、この出生・死亡表を用いて生と死に関わる世俗の迷信を打破しようと試みました。幸い、同市では、1584年以降、精密な出生・死亡表が作成されていたのです。

ノイマンは、有名な哲学者ライプニッツ（Leibniz, G. W.）を介してハレーと文通を開始し、ハレーは、ブレスラウの資料を用いて『ブレスラウ市の興味ある出生、死亡表より測定せる人類死亡率の推算』を発表しました。ブレスラウの死亡表では、統計データが死亡の年月日、性、年齢および死亡の原因別に分類されていました。また、ブレスラウは大陸都市であって交通が少なく、死亡表に記載されているのは実際上その土地生まれの人であるという利点がありました。ハレーは出生から年齢ごとに生き残っていく人数を計算し、前述したグラントのものに比べて極めて精緻な、現代に通ずる生命表を作成しました。

ハレーの名は天文学、特にハレー彗星の発見者として広く知られていますが、人口統計の分野での功績は、人間の死亡率を数学的に探究する方法を示したことといえます。天文学と人口統計は一見かけ離れた分野のようにも感じられますが、さてどうでしょうか？当時、彗星は、天災、疫病といった事象を予告する凶兆と信じられていましたが、ハレーは、1682年に彼自身が観測した彗星と、過去のいくつかの彗星は同一の天体であり、次は1758年に回帰することを予言しました。そして、彼の死後、予言の通り彗星は発見されたのです。これにより、彗星は凶兆などといった予測のできないものではなく、周期的な天文現象であることが示されました。まったく同じように、当時のヨーロッパで信じられていた厄年も、ハレーの人口統計の計算により否定されることになりました。どちらも、数学によって導かれた自然法則を発見することによって、迷信を打破したものといえるのではないでしょうか？

グラントは、当時いかなる学問のなかにもその位置を占めていなかった人口現象を、知る価値があるものとして初めて取り扱いました。そして、ハレーは、さらにその数学的取り扱いを深めたのです。

3. ファーと死亡統計

瘴気（しょうき）（ミアスマ）説や、ロンドンのコレラ流行とスノウ（Snow, J.）の飲料水説については、本書第４章、第５章で詳しく述べられていますが、この飲料水説の実証にも人口統計が大きく関与しています。

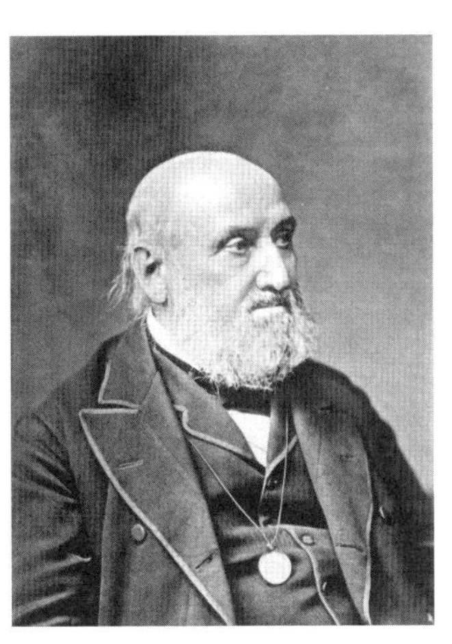

図 7-3　ウィリアム・ファー
出典）http://images.wellcome.ac.uk/indexplus/result.html

ファー（Farr, W.）は、1807 年、イギリスの貧しい労働者の息子として生まれ、ロンドンで医師の学業を修めた後、さらにパリで学び、そこで公衆衛生に関する統計学的研究に興味を抱きました。帰国後、医師として開業してからも人口統計学の研究を続けました。1837 年、イギリスでは出生や死亡などの人口動態統計に関する登録制度が確立され、全国を通じて婚姻、出生、死亡が登録されることになりました。ファーはイギリス公衆衛生の父であるチャドウィック（Chadwick, E.）の推薦により、この戸籍本署の摘要編修官（Compiler of Abstracts）に任命されました。

当初、ファーが命じられたのは、人口統計の基本的傾向を知るために出生と死亡、婚姻の件数を調べる仕事でしたが、やがて、もっと複雑な人口動態を把握できるように統計の手法を改良しました。グラントの『死亡表に関する自然的および政治的諸観察』の元にもなった、ロンドンで毎週公表されていた出生数と死亡数に他の情報を加えることで、科学的にさらに有益になると気づき、医師に対して患者の死亡報告の際にはできるかぎり死因の情報を付け加えるように説いて回りました。そして、27 種類の死に至る病をリストアップしました。1840 年代半ばには、ファーの資料には病名だけでなく、地区、年齢、職業を記録する欄ができました。医者や科学者、公衆衛生当局はこの時初めて、イギリス社会の病気の傾向を広範に捉える視点を持つことになりました。こうしたファーの努力によって、公衆衛生活動の羅針盤ともいうべき人口動態の登録制度が確立されたのです。

同じ頃、イギリスのコレラ流行に関して、スノウは、コレラの飲料水媒介説を検討するため、ロンドンに飲料水を提供している様々な会社の情報を集め、そこから注目すべき事実を引き出しました。ロンドンを西から東に横切るテムズ川の南に住んでいる住民はほぼ全員がテムズ川を源とする水を飲んでおり、一方、川の北側の市民の飲み水は様々なところから来ていたのです。そして、ファーの死亡週報にあったコレラの死者を調べると、飲料水媒介説で予測したパターンと重なっていたのです。スノウの『コレラの伝播様式』第 2 版は 1855 年に刊行されました。ファーの死亡週報がなければ、スノウのブロードストリート研究も、飲料水媒介説に対して否定的な人々を説得するには至らなかったかもしれません。

一方、ファー自身は瘴気説を信じており、それを明確にするつもりで大量の死亡週報の分析を行っていました。彼は川岸の低地でよどんだ霧にさらされやすい住民ほどコレラにかかりやすいと考え、1849 年のコレラ大流行の後、コレラの死者数を患者が居住していた土地の高度別に表にして公表していました。しかし、ファーはスノウの飲料水媒介説を疑いながらも興味を持ち、死亡週報の表にコレラ犠牲者の年齢と性別、居住地高度に加えて、当人が飲料水をどこで得ていたかを記録する欄を加えたのです。

約10年後の1866年のコレラ流行の際、コレラの死者数を給水会社別に集計してみたところ、大部分がある特定の一社の水道会社から水を引いていたことがわかりました。人口統計は、確実で疑いようのない情報によって、当のファー自身をも瘴気論から飲料水媒介説へと回心させたのです。

4. 人口統計と医療の役割：マキューン・テーゼ

医療および公衆衛生の目標が人々の健康であることはいうまでもないでしょう。人々の健康、言い換えれば死亡率の低下には、医療・公衆衛生ばかりでなく、生活習慣や社会環境の変化も大きく寄与しています。これらの影響を考慮するためには、極めて長期にわたる死亡率低下と社会変動の関連を考慮する必要があります。ここでも、死亡率低下という人口統計による確実な情報提供が、医療において果たした役割を考察することができます。

1798年、英国の医師ジェンナー（Jenner, E.）は、牛の病気である牛痘を用いてヒトの天然痘を予防する“種痘（Vaccination）”を発見しました。これは人類初の伝染病に対する予防法と考えられます。みなさんは意外に思われるかもしれませんが、種痘以外の治療法については、20世紀前半にかけては有効なものがみられず、欧米では、瀉血（しゃけつ）や浣腸、水銀やアンチモンの服用といった、かえって有害な治療法が行われていました（シュライオック，1974）。

一方で、ヨーロッパなどでの死亡率は、19世紀を通じて低下していました。医学者を含め多くの人々は、当然それは医療や公衆衛生によるものと考えていました。しかし、例えば米国の微生物学者デュボス（Dubos, R.）は「実験科学者たちが、十九世紀の終わりに活動を開始したときには、伝染病や栄養病の潮は、すでに急速に退きはじめていたのだ」と、このような予断を批判していました（デュ

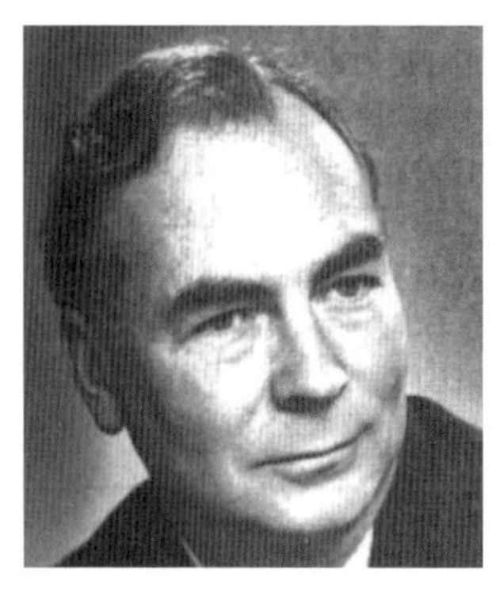

図7-4 トマス・マキューン (Bynum, 2008)

ボス, 1977)。さらに、英国の医師・社会医学史家マキューン (McKeown, T.) は、近代の死亡率低下に対して、医療や公衆衛生の関与が希薄であったことを、人口統計を用いて初めて定量的に示したのです。

彼は、医療の進歩が死亡率低下に寄与したのは1930年代以降、公衆衛生の寄与は19世紀末以降であり、それ以前の死亡率低下は医療と公衆衛生からは説明できないことから、19世紀以前の死亡率低下は、人々の栄養状態の改善によると主張しました。この主張は"**マキューン・テーゼ** (McKeown Thesis)"として知られています。

図7-5をみてください。結核死亡率は、化学療法の開始された1950年頃よりも前に既に大きく低下しています。同様の傾向は米国や日本でもみられ、いずれも有効な予防接種・医療技術の登場以前に乳幼児死亡率は大きく低下していました。

もっとも、マキューンが死亡率低下の要因として食糧供給増大・栄養状態改善といった経済的要因を挙げたことに対しては、米国の人口学者プレストン (Preston, S. H.) が、"プレストン・カーブ (Preston Curve)"を用い、20世紀前半の世界各国の平均寿命延長に経済水準の向上が十数%しか寄与していない、と反論しています。また、その他にもマキューン・テーゼに対しては、「種痘の効果を軽視している」「19世紀の公衆衛生運動を無視している」等の反論もあり、現在そのままの形では支持されていません。

しかし、これらの論争から、20世紀前半までの乳幼児死亡率低下に寄与した予防接種・医療技術は、種痘以外にほとんど見当たらないこともまた、逆説的に示されました。1950年頃以前の死亡率低下に、種痘以外の医療技術が関与しているとは、誰もいえなかったのです。例えば、米国の医師バンカー (Bunker, J. P.) らは、基本的に20世紀前半までに関するマキューンの主張を認め、「この時代の

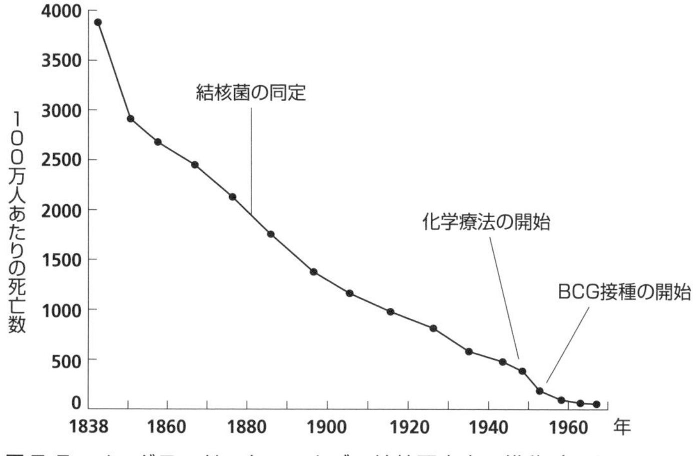

図7-5　イングランド・ウェールズの結核死亡率の推移（マキューン, 1992）

医療が死亡率低下にさほど寄与していない“昨日までの医療（Medical care yesterday）”であった」としているのです（Bunker, 2001）。

マキューン自身は、『医療の役割』（1976）において、近代の人類の健康水準の向上は単純に医療技術によるものではなく、治療医学は重要ではあるものの万能ではないと結論しています。さらに、疾病の決定要因は生活環境であり、治療よりは栄養と運動による疾病の予防が重要であると主張しているのです。このように“マキューン・テーゼ”が単純な医療不要論ではないことも、銘記しておくべきでしょう。

近代以降の死亡率の低下は、おそらくは経済成長や栄養状態の改善ばかりでなく、上下水等の環境衛生、乳児用ミルクをはじめとした食品衛生の改善、人々の教育水準の向上、乳幼児保護思想の普及などが相乗して生じたのではないかと考えられます。

上述のデュボスは、その著書『健康という幻想』（1977）のなかで、19世紀以降の死亡率低下を、大洋の潮が海辺から退き始めることに見立て、それに対する医療や公衆衛生の関与を、バケツで水をかきだすことに例えています。そして、デュボス自身をはじめ医学研究者たちは、バケツで大洋を空にすることができると錯覚していたのではなかったか、と。マキューンは、デュボスの詩的な表現を、統計を用いて実証したのです。

人口統計は、マキューンのように確実で疑いようのない事実を提供することによって、大きな問題提起をすることも可能なのです。皆さんも、人口統計を用いて様々な問題を考えてみませんか？

推薦図書

◎**厚生労働統計協会編『国民衛生の動向』厚生の指標増刊**（厚生労働統計協会，毎年発行）

雑誌『厚生の指標』の増刊号として毎年発行されている。人口（人口静態）、出生や死亡（人口動態）、平均寿命（生命表）などの保健（衛生）指標について、ほぼ最新のものが網羅されている。

◎**福富和夫・橋本修二『保健統計・疫学（改訂６版）』**（南山堂，2018）

死亡率や生命表などの保健（衛生）指標の意味合いや算出方法、統計的推論や疫学の方法論について網羅されている。

◎**ジョンソン，S.／矢野真千子訳『感染地図――歴史を変えた未知の病原体』**（河出書房新社，2017）

19 世紀英国のコレラ流行とスノウの飲料水説について、さらにファーの関わりについて、物語風に、しかし実証的に書かれている。

◎**デュボス，R.／田多井吉之介訳『健康という幻想』**（紀伊國屋書店，1977）
◎**マキューン，T.／酒井シヅ他訳『病気の起源――貧しさ病と豊かさ病』**（朝倉書店，1992）

両者とも現代の医学と医療の役割について洞察に満ちている。マキューンの著作で邦訳されているのは、遺著となった本書のみ。

◎**マクニール，W. H.／佐々木昭夫訳『疫病と世界史』上・下**（中央公論新社，2007）
◎**ローゼン，G.／小栗史朗訳『公衆衛生の歴史』**（第一出版，1974）
◎**シュライオック，R. H.／大城功訳『近代医学の発達』**（平凡社，1974）

いずれも近代にいたる疾病、医療、公衆衛生の歴史についての該博な知識に満ちた基本的な書籍。

◎**スノーデン，F.M.／桃井緑美子他訳『疫病の世界史』上・下**（明石書店，2021）
◎**ゼトゥン，J.-D.／吉田春美訳『延びすぎた寿命』**（河出書房新社，2022）
◎**ジョンソン，S.／大田直子訳『EXTRA LIFE――なぜ 100 年間で寿命が54 年も延びたのか』**（朝日新聞出版，2022）

いずれも、疾病、医療、公衆衛生の歴史についての最近の知見について、わかりやすくエピソードを交えて解説している。

第8章
遺伝か環境か

安藤寿康

1.「遺伝か環境か」という問い

世の中、なかなか平等公平にはできていないもので、病気になりやすい人もいれば、なりにくい人もいますし、また、いつも元気で活動的な人もいれば、虚弱で活動を最低限に抑えて生きているような人もいます。さらには、たばこなどほとんど吸ったことがないのに肺がんになる人もいれば、老人になるまでヘビースモーカーなのに平気という人もいます。いったいこの不公平はどこからくるのか、誰でも気になるでしょう。

そこでよく問われるのが、それは遺伝なのか環境なのか、という問いです。もともと生まれつき持ち合わせた体質なのか、住環境や職場環境、生活習慣のせいなのか、そんなことを知り合いと議論したり、本やネットで調べたりしたことがありませんか？

そんな時、私たちは遺伝か環境かのどちらか一方の答えを期待しがちです。はっきりと白黒をつけてほしいのです。しかし本章では、話がそんなに簡単ではないことをお伝えしなければなりません。

2. 遺伝学の歴史

A. メンデル遺伝学

人間の個人差に生まれつき、つまり遺伝が関わっていることは、はるか昔、あらゆる学問の祖であったプラトン（Platōn）やアリストテレス（Aristotelēs）の書物のなかでも指摘されています。プラトンの『国家』（紀元前420年頃）では、人には金でできた人、銀でできた人、鉄や銅でできた人がおり、金の人が哲人王として人々を統治しなければならないと論じられています。その遺伝の仕組みを科学的に説き起こしてくれたのが、まずメンデル（Mendel, G. J.）の古典的な**メンデル遺伝学**、そしてワトソン（Watson, J. D.）とクリック（Crick, F. H. C.）に始まる分子遺伝学です。

メンデルがエンドウを対象に行った緻密な実験により、**独立の法則**、**優性の法則**、**分離の法則**として知られるメンデルの三法則を発見したことは、高校までの理科や生物学でおなじみでしょう。1865年のことです。親世代から子世代に**表現型**（生物が示す表に現れた特徴）が伝わる背景には、父（雄）由来と母（雌）由来の一対の遺伝子（これを対立遺伝子、またはアレルといいます）の組み合わせ、すなわち**遺伝（子）型**があります。例えば遺伝型が［丸/丸］ならエンドウマメの表現型は「丸」、［しわ/しわ］だったら表現型は「しわ」になるという具合です。この時、遺伝型が［丸/しわ］だと表現型が中くらいのしわ加減になるのではなく、やっぱり「丸」になる、つまり対立遺伝子の［丸］が［しわ］に対して優性に働くというのが「**優性の法則**」です。［丸/しわ］どうしを掛け合わせて次の世代のマメをたくさん作ると、対となった遺伝子は［丸］と［しわ］に分離して互いに組み合わさり、「丸/丸：丸/しわ：しわ/しわ」の割合が1：2：1に分離します。これが「**分離の法則**」です。

さらに、マメの形と色のように異なる特徴は、それぞれ独立に伝わるというのが「**独立の法則**」です。ただし独立の法則は、遺伝子が異なる「**染色体**」（1913年にモルガン〔Morgan, T. H.〕によって明らかにされた遺伝子を乗せている紐状の物質で、人間の場合23対46本からなります）の上にあったり、同じ染色体上でも離れた場所にあったりした場合に起こる現象で、同じ染色体の近いところにあると一緒に動いてしまうので（これを「連鎖」といいます）、その限りではありません。このメンデルの法則は、こうした例外をも認めた形で、今日に至るまで遺伝学の基本といえます。

B．分子遺伝学

メンデルの時代には、まだ遺伝子の実体がなんであるかわかっていませんでした。そもそもメンデル自身は「遺伝子」とすら呼んでおらず、遺伝をつかさどる「要素」と呼んでいるだけでした。それが細胞の核のなかにある染色体によって親から子に伝達され、その染色体のなかのデオキシリボ核酸、すなわちDNAに遺伝情報が乗っていることがわかり、その分子構造がワトソンとクリックによって明らかにされました。1953年のことです。

それはA（アデニン）、T（チミン）、C（シトシン）、G（グアニン）という4つの塩基が、AとT、CとGが向かい合ってゆるく結合しあう二重のらせん状に絡まった美しい形をしていました。この形は、生命をつかさどる遺伝情報がなぜこんなにも正確に生物を作り、親から子へ正確に複製されるのかを見事に説明するものでした。塩基は3つずつの決まった並び方（コドン）が特定のアミノ酸に置き換わり、そのアミノ酸の長い決まった並び方が特定のタンパク質、つまり生物を構成する物質そのものを作り上げるのです（図8-1）。

かくして時代は生命現象を分子レベルから説明する**分子遺伝学**の時代に突入しました。20世紀の終わりから21世紀のはじめにかけては、ヒト一人を作り上げるすべてのDNA情報、つまり「ゲノム」を明らかにする「**ヒトゲノム計画**」も完了しました。そこから、ヒトゲノムのDNAには、このようにタンパク質を作る構造遺伝子がおよそ2万個あり、それは全ゲノムの数％に過ぎないこと、しかし、それ以外の領域に、そのタンパク質の発現を調整する未知の機能があるらしいこと、さらにDNAに化学的な変化を後天的に起こさせ、遺伝子の発現のオン・オフをつかさどる**エピジェネティクス**という仕組みが重要であることなどがわかってきています。

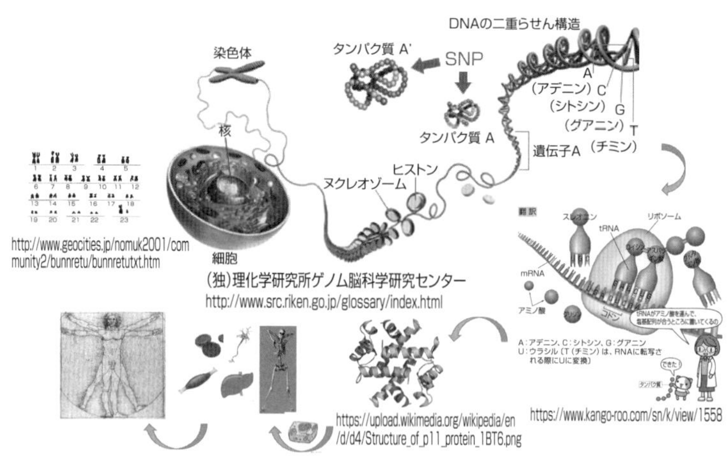

図 8-1　DNA の二重らせんと遺伝子発現の過程

3. 遺伝の影響を知る

A. 遺伝の影響とは

DNA には生命をつかさどる情報源である遺伝子と、その発現の機構が潜んでいることがわかってきました。しかし、それがどの程度、身体の特徴や体質、疾患へのかかりやすさ、能力や性格などに影響を及ぼしているのでしょうか。

ここで、「**遺伝の影響**」には2つの異なる意味があることに注意してください。ひとつは、みんなが同じように持つ共通の性質に関わる遺伝です。ヒトの特徴には、目が2つ、口がひとつ、手と足が2本ずつ、指はそれぞれの手足に5本ずつあるというような身体的な性質から、直立二足歩行する、言葉をしゃべるなどといった行動的な性質までいろいろ挙げることができます。特にここに挙げた身体的性質はヒトの間だけでなく、他の動物とも共有しているものがあります。これらはどんなに努力してもタコのように足を８本に増やすことはできない生まれつきの性質ですので、遺伝的なものだということはおわかりいただけるでしょう。

もうひとつが、個体によって異なる性質に関わる遺伝です。指は等しく５本でも、人によって指の長さは違います。身長や体重も、体質や運動能力や知能など、およそどの側面にも必ずといっていいほど個人差がありますが、その個人差にも遺伝の影響が関わっていると考えられます。

このように「遺伝」には、「種」のレベルと「個人差」のレベルがあります。「種」のレベルの遺伝は、原則として正常な育ち方をすれば、誰もが必ず示す特徴となりますが、「個人差」のレベルの遺伝には環境による違いも多かれ少なかれ関わってきます。

B．個人差の遺伝を知るには：双生児法

人によって異なる疾患のかかりやすさや健康度、さらに性格や能力といった心理学的な側面のように複雑であいまいな特徴の個人差は、そもそも遺伝によるものなのか環境によるものなのか、どちらなのでしょうか？「それは遺伝だよ。だってうちのおじいちゃんも父さんも、みんな風邪ひとつひいたことがない丈夫な体質だったから」「いや環境のせいよ。どっちもいつも栄養のあるものを好んで食べて、運動だって欠かさなかったもの」こんな会話をよく聞きます。

こうした議論はいくつかの点で科学的な厳密さに欠けています。遺伝であることの証拠は、ふつう親子の間の類似性にあると考えます。しかし、親子は食べ物や生活習慣といった環境を共有していますから、“親子で似ている体質”のように遺伝からくるように思われるものも、そのような後天的なことに由来するかもしれません。逆に同じような食べ物を好んで食べたり、同じように運動好きな性格自体に遺伝の影響があるかもしれません。つまり、“親子”という類似だけでは遺伝と環境を分けて考えることができないのです。

ある要因の影響の有無を科学的に知るためには、その要因以外の条件をすべて一定にして、確かめたい要因だけを変化させた時に、

結果に差があるかどうかを調べなければなりませんね。もし遺伝の影響か環境の影響かを知りたかったとしたら、環境に関わる条件を一定にして遺伝の影響だけを変化させるか、遺伝に関わる条件を一定にして環境だけを変化させるかしなければなりません。ショウジョウバエやマウスのような遺伝学でよく用いられる実験動物では、近交系といって人為的にすべての遺伝子が同じ系統の被験体を作ったり、ノックアウトやノックインやゲノム編集の技術を用いて特定の遺伝子の機能を人為的に改変したりして、その影響を調べることができます。しかし、人間では倫理的に許されません。

それを自然に行っているのが双生児です。双生児には遺伝的にすべて等しい一卵性双生児（文字通りひとつの受精卵が2つに分かれたもの）と、遺伝的にはふつうのきょうだいと等しく50%の遺伝子を共有する二卵性双生児(同時に生まれたきょうだい)があります。どちらも同じ親から生まれ、その後の生育環境も等しいですが、遺伝的な一致度が100%と50%のように2倍違います。そこで一卵性双生児が二卵性双生児よりもよく似ていたとしたら、そこには遺伝の影響があるといえるわけです。

C．様々な遺伝率

[1] 双生児の類似性

図8-2はポルダーマンら（Polderman, 2015）が、これまでに29ヶ国で発表された様々な双生児研究から得られたデータをまとめたものです。身体的・病理的・心理的特徴に関する2,700を越す研究を元に総括し、一卵性双生児、二卵性双生児それぞれの類似性の比較を、一卵性双生児の類似性が高い順に掲げています。

これらの特徴は、かなり大雑把にカテゴリー分けされており、このなかにたくさんの関連する双生児研究の結果が集約されていると考えてください（例えば「活動性」のなかにはレクリエーションや健康維持のための運動に関する研究が、「環境」のなかには学校や職場の環境、健康に関わる様々な環境の研究が、「細胞」には細胞内で

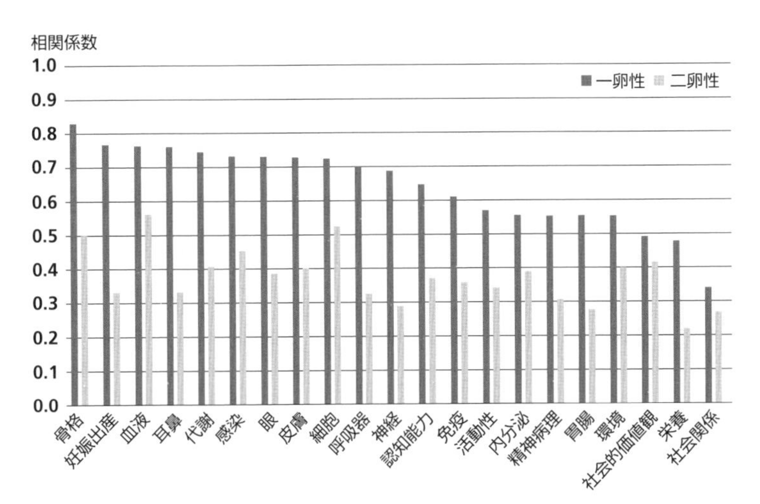

図 8-2　様々な特徴の一卵性双生児と二卵性双生児の類似性（Polderman, 2015 より作成）

の遺伝子発現の程度やエピジェネティクスなどが含まれています)。縦軸は相関係数、あるいは一致度を表し、1.0 なら完全な一致を、0 なら類似性が全くないことを意味します。

これをみると、どの項目も一卵性の類似性が二卵性を上回っており、どんな特徴の個人差にも遺伝の影響が現れていることがわかります。同時に、どの項目についても一卵性双生児の類似性は完全な一致を示す 1.0 には至らないことが示されています。骨格のような身体の大きさは、常識的にも遺伝の影響が大きいと考えられていますが、それでも 0.8 にとどまることから、完全に遺伝によって決まっているわけではないことがわかります。

[2] 遺伝率、共有環境、非共有環境の割合

双生児の類似性に関するデータは、単に遺伝の影響の有無だけでなく、環境の影響についても詳しい情報を伝えてくれます。一卵性双生児のきょうだいは遺伝子を 100% 共有していますが、それでも似ていないとすれば、それは 2 人の間の環境の違いがもたらしたものと考えられます。同じ家庭環境で育った双生児きょうだいに違い

をもたらす個性的な環境のことを「**非共有環境**」と呼びます。これは、おおむね一卵性双生児の相関の値が1に満たない程度です。例えば骨格ですと0.2弱、つまり20％弱は非共有環境の影響ということになります。

また、二卵性双生児は一卵性双生児と比べて遺伝子を半分しか共有していませんから、その特徴が遺伝の影響を受けているとすれば、その類似性も、二卵性は一卵性の半分程度になるのが普通です。図8-2をみると、多くはそのような比率になっていることがわかるでしょう。しかしなかには、血液、細胞、環境、社会的価値観や社会関係といった項目で、二卵性が一卵性の半分よりかなり大きく類似していることがわかります。これは、遺伝だけでは説明できない、きょうだい間の類似を生む環境の影響があることを意味します。これを「**共有環境**」といいます。このように双生児のデータを統計的に分析すると、「遺伝」の影響力（遺伝率）以外に、「非共有環境」「共有環境」の影響力も推定することができます。

これを示したのが図8-3です。ここでは遺伝の影響の大きいものから順に並べました。これらはどの項目についても、数多くの個

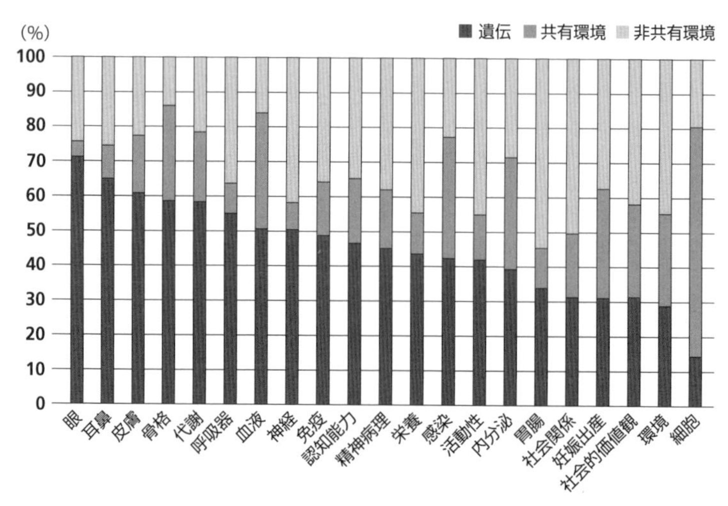

図8-3　様々な特徴における遺伝・共有環境・非共有環境の割合（Polderman, 2015より作成）

別の双生児研究から算出された結果をさらに統計的に分析して導き出した推定値ですから、ある程度の誤差を見込んでいます。ですので、ここで示された数値の大きさそのものを細かく比較することは控え、全体的な傾向から重要な点を確認しましょう。

第1に、既に述べたことでもありますが、どのような特徴にも多かれ少なかれ遺伝の影響があり、それは30%〜70%程度に及ぶということ。骨格（身長や体重を含む）のように遺伝の影響が大きい特徴であっても、遺伝ですべてが決まるものではありません。

第2に、この図が示すように、環境要因も残る30%〜70%程度を説明しますが、そのうち相対的には「非共有環境」のほうが「共有環境」よりも大きい場合が多いということ。つまり家庭環境の影響（家族ごとに異なり家族を類似させる環境）よりも、一人ひとりに固有で家族でも共有されない環境の方が、強い影響力を持つということです。

第3に、一般に遺伝の影響よりも、教育や家庭環境や努力、ストレスといった環境要因の占める割合が大きいと考えられやすい「認知能力」（IQや学業成績）や「精神病理」にも、「免疫」「神経（パーキンソン病や多発性硬化症など神経系の疾患など）」「栄養」といった生物学的な特徴と同じく50%程度の遺伝の影響があり、精神的機能と身体的機能を分離することはできないということです。遺伝子が生命現象の根幹をつかさどっていることを考えれば、それは当然のことでしょう。

このように遺伝が、ヒトの個人差に普遍的に影響していることから、今日、具体的な遺伝子を突きとめようとする研究が活発になっています。その研究成果を生かし、個人の遺伝子の型を調べて、体質や疾患を予測し、リスク回避に役立てようとする**遺伝子検査**が、医療や健康ビジネスの分野で試みられるようになってきています。その予測力はまだ十分に実用的でない場合が少なくありませんが、今後、遺伝子解析に関する技術の改善に伴い、ますます発展する分野だといえるでしょう。

4. 遺伝と環境のダイナミズム

このように、ヒトのあらゆる特徴には**遺伝**と**環境**が両方とも関わっており、遺伝だけ、あるいは環境だけで説明できるものではないということをしっかり認識するのは、簡単なようで意外と難しいものです。なぜなら人は、こうした説明を聞いた後でも、「結局、遺伝だ」「要するに、環境だ」と自分にとってわかりやすい単純な説明を好む傾向があるからです。いかなる個人差も、その人の遺伝的素因と、その人が置かれた環境要因の両方から作られたものだと考えなければなりません。

こうした認識は、より複雑な遺伝と環境の現象である、「**遺伝と環境の交互作用**」の理解に際して重要な考え方です。これはその人の遺伝的素因が特定の環境に置かれた時に特に強く現れる、あるいは抑制されるという現象です。

カスピら（Caspi et al., 2002）やキム-コーエンら（Kim-Cohen et al., 2006）によれば、子どもの頃に虐待を受けると、人は反社会的行動を起こしやすくなりますが、それはMAOAという遺伝子が低活性タイプの人の場合にそうなりやすく、高活性タイプの人では虐待を受けても反社会的にはなりにくいという傾向があります。逆にいえば、MAOA低活性の人でも、虐待さえ受けなければ反社会性は抑制されるというわけです。

IQの個人差にも遺伝的な差は少なからず影響していることが示されていますが、それは社会的に裕福で自由に環境を選べる人のほうがはっきりと現れ、社会的に貧しい人々の間では遺伝要因よりも家庭環境（共有環境）の違いのほうがIQの差を生むとタークハイマーら（Turkheimer et al., 2000）は報告しています。

同じ遺伝的条件であっても、環境によって発現の仕方が違うというこの現象を説明するとして、現在着目されているのが**エピジェネティクス**と呼ばれる現象です。DNAにメチル基がつくことで、その部分の遺伝情報の発現が抑制されたり、DNAを巻き取っているタンパク質であるヒストンに化学的修飾が施されることで遺伝情報が発現したりする現象が知られており、一卵性双生児でも差のあるペアのエピジェネティクスの状態を調べることで、そのメカニズムを解明しようとする研究も盛んになりつつあります。

推薦図書

◎**安藤寿康『遺伝と環境の心理学――人間行動遺伝学入門』**（培風館，2014）
　行動遺伝学の入門テキスト。心理学に関する記述が主ではあるが、前半部分で基礎となる量的遺伝学の理論と双生児法の方法論を丁寧に説明している。

◎**安藤寿康『「心は遺伝する」とどうして言えるのか――ふたご研究のロジックとその先へ』**（創元社，2017）
　双生児研究の面白さを、その裏話から詳しく紹介するとともに、行動遺伝学の新たな知見やエピジェネティクスまでをカバーしている。

◎**スペクター，T. D.／野中香方子訳『双子の遺伝子――「エピジェネティクス」が２人の運命を分ける』**（ダイヤモンド社，2014）
　同じ遺伝子を持ちながら異なる表現型を示す不一致一卵性の事例から、エピジェネティクスについての興味深い物語が展開する。

第9章
環境の変化と悪化

金城芳秀

公衆衛生学の一分野である環境保健では、人間の活動とこれを取り巻く環境との相互作用による健康影響が関心事です。**生物学的環境**は微生物から植物、動物、昆虫まで、**物理化学的環境**は水から土壌、紫外線、化学物質まで、人間は何らかの影響を受けています。政治から、産業、経済、教育までを含む**社会的環境**も環境保健に含まれます。疾病の原因と環境を最初に関連づけたのは、ヒポクラテス（Hippocrates）とされています。

我が国では、公害対策基本法（1967年）により環境基準が設けられ、その後、**環境基本法**（1993年）へ展開しました。こうして、健康被害の防止に留まらず、健全な環境の維持、環境破壊を伴わない持続的な発展、地球規模の環境問題への貢献など、将来の世代に引き継ぐための環境を積極的に保全する方向に、環境行政が強化されてきました（第13章参照）。

1. 環境汚染と健康影響：水俣病を一例に

生体への負荷が超過する時、様々な健康影響が出現します。人間は生態系の最上位に位置しますので、栄養分だけでなく有害物質も**食物連鎖**を通して取り込みます。

水俣病は四大公害病（水俣病、イタイイタイ病、四日市ぜんそく、新潟水俣病）のひとつです。公害は利益優先の企業活動による環境汚染であり、健康影響の発生機序は特異的です。水俣病の場合は、チッソ水俣工場のアセトアルデヒドの生産過程で副生されたメチル水銀が工場廃液中に含まれ、これにより汚染されたプランクトンを摂取した魚介類へと**生物濃縮**が起こり、さらに日常的に魚を多食した人々に神経障害を引き起こしました。

体内に取り込まれたメチル水銀はシステインと結合してアミノ酸の輸送系に乗り、標的器官である中枢神経系に悪影響を及ぼしました。すなわち、血液脳関門、血液胎盤関門は生体防御の役割を担えなかったことを意味します。ここでは、公衆衛生学的視点から、水俣が映し出す世界を捉えます。

A. 地域集積性

人々にメチル水銀中毒の兆候があらわれる前に、落下した水鳥、狂死した猫等の異変があらわれます。工場廃液によるヘドロが堆積していた水俣湾では、死んだ貝類、育たない海草、浮き上がった魚がみられました。その後、水俣湾は総水銀濃度 25 ppm 以上の汚泥が浚渫(しゅんせつ)され、湾奥の埋立地に封じ込められています（熊本県水俣湾公害防止事業，1977 年～88 年）。

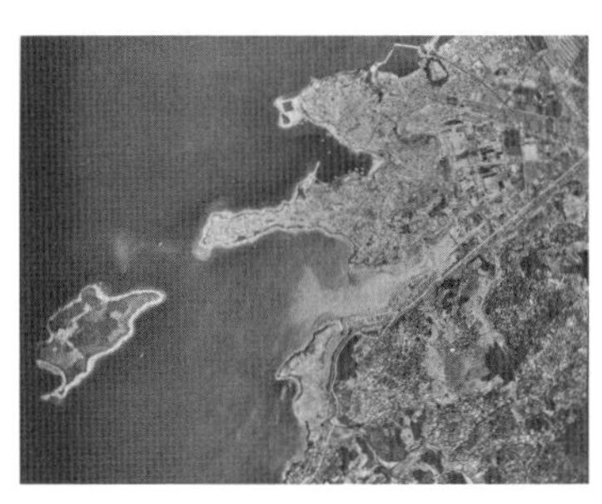

図 9-1　汚染されていく海［1948 年米軍撮影］
出典）国土地理院 Web サイト

*水俣湾内の埋め立て区域（白枠）

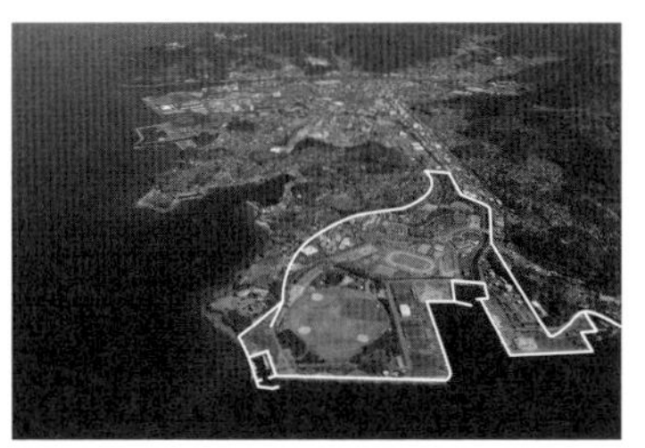

図 9-2　埋め立て後の水俣湾［2010 年 11 月撮影］
写真提供）国立水俣病総合研究センター

水俣病発生の公式確認は 1956 年です。熊本県水俣市の漁村から「原因不明の中枢神経疾患が多発している」と保健所に届けられました。初期の急性患者 111 人（47 人は子ども）は水俣湾周辺の漁村地域からの発生でした。困窮を絵に描いたような地区です。水俣保健所は独自に、水俣市の漁家に依頼して猫実験を行います。これにより水俣湾で獲った魚介類を与えて飼育した猫にも、自然発症の猫と同じく発症することが確かめられました。実はチッソ付属病院でも猫実験が行われ、工場廃水を直接餌にかけて猫の発症を観察しています（猫 400 号実験）。しかし、チッソ社の命令により実験は中止となり、実験結果は葬り去られました。

1958 年、工場側は工場廃液の排出先を極秘に水俣湾から水俣川河口へ変更しました。これを機に、不知火海（有明海）流域住民へと水俣病発生を拡大させてしまいます。

B. 量－反応関係と量－効果関係

メチル水銀が濃縮・蓄積された魚を食していた妊婦から出生した子どもに脳性麻痺様の症状が現れました。この胎児性水俣病の存在は、メチル水銀曝露の量－効果関係（軽症から死亡まで）の解明という重大な研究課題を提示しました（図 9-3 右側図）。

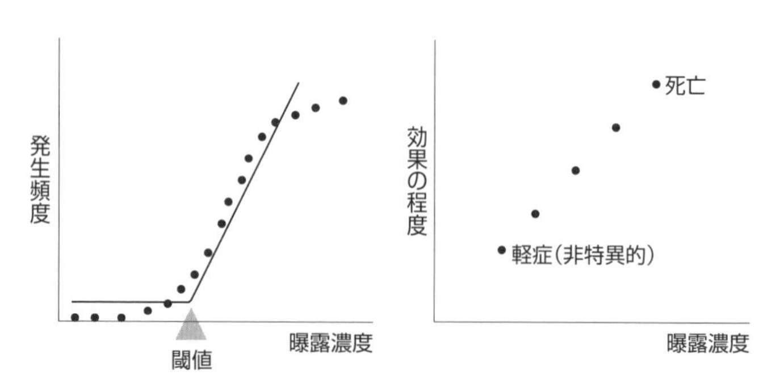

図 9-3　量－反応関係と量－効果関係

また量－反応関係では、閾値（いきち）を仮定するホッケースティックモデル（量－反応曲線の形状がホッケー競技のスティックを連想させる）と、閾値を仮定しないロジットモデル（S 字状の曲線）が統計学的モデルです（図 9-3 左側図）。

実際、軽症例から急性劇症型まで、様々な神経症状とその組み合わせが観察されていますが（図 9-4 右側の三角形）、不妊や流産・死産は推測の域です（図 9-4 左側の三角形）。例えば、出生性比（男／女）は通常 1.0 以上が期待値ですが、汚染時期（1955～1959 年）の出生性比は、水俣市全体（0.96）、患者多発地域（0.84）、水俣市漁民（0.61）となっています。これは 1954 年以前と 1960 年以降にはみられない傾向です（Sakamoto et al., 2001）。

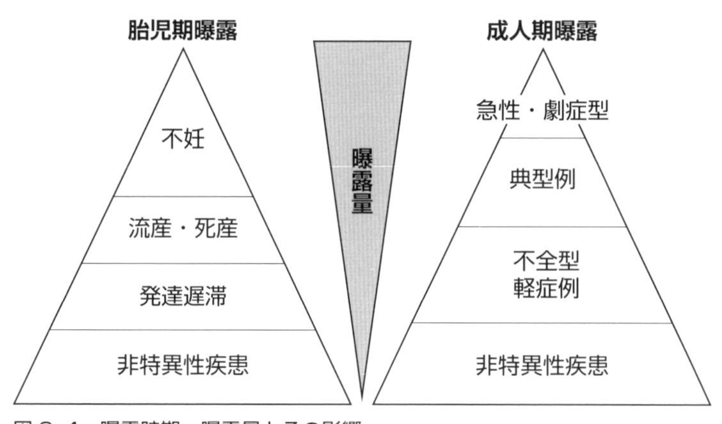

図 9-4　曝露時期・曝露量とその影響

C．初動調査と曝露指標

第二水俣病と称された新潟水俣病発生の公式確認は 1965 年です。阿賀野川流域で、昭和電工鹿瀬工場の廃水由来によるメチル水銀中毒患者が発生しました。この発生初期に流域住民の一斉検診が行われ、住民の毛髪中水銀が測定されています。その際、受胎調整の指導も行われています。

1968 年、政府は「水俣病の原因はチッソおよび昭和電工の工場廃水に含まれるメチル水銀である」と公式見解を示しました。水俣病の原因究明の過程では、学閥、分野別の壁が指摘できます。熊本大学医学部研究班、厚生省厚生科学研究班、そして関連学会から、マンガン説、セレン説、タリウム説、有機水銀説、有毒アミン説、爆弾説などが次々と出されます。いわば、専門家によるインフォデミック（infodemic）ともいえるでしょうか。いずれにしても、水俣湾産の魚介類が原因であることは共通していますが、食中毒として**食品衛生法**が適用されることはありませんでした。熊本大学医学部研究班は、水俣湾の百間排水口の底土の水銀濃度が最も高く、排水口からの距離に伴って水銀濃度が低下するデータを示しました。それでも、加害企業の事実の隠蔽と非協力、不作為とされる行政の沈黙が続きます。当時、可能であったはずの文献検索が行われず、「アセトアルデヒド製造工程の触媒である無機水銀から有機水銀が副生されるかどうかは不明である」「アセトアルデヒド製造工程作業者に有機水銀中毒が発生しているという報告はない」という主張が加害企業側からなされ、これを打破できる文献的事実が省みられなかったと指摘されています（石原, 2011）。

D. 診断基準の蓋然性

その後、水俣病の診断基準とその正当性をめぐって、裁判による水俣病像の論争が現在に続くことになります。一般的に疾患には、急性期、慢性期、回復期あるいは後遺症期があり、急性期は特異的な症状・症候群も、慢性期以降はあらわれる病像の個人差が大きくなると予想できます。曝露年齢（胎児期、小児期、あるいは老年期など）と曝露後の経過時間の影響など、医学的に究明すべき課題とされていますが、これは同時に、診断基準がひとつに固定できない状況を意味しています。診断基準の根拠となるデータと、その評価方法が不十分な場合、因果関係の証明を理由に予防対策が遅れることを、公衆衛生学としては避けなければなりません。原田（2006）は、臨床神経学的な不確かさ（蓋然性）がもたらした人間差別を「水俣学」として捉え直していきます。そこには一貫して、“Think globally, act locally”が視座として流れています。

E. 危険曝露人口の定義

初動調査から追跡調査への連携は、人口集団での量－効果関係、量−反応関係を明らかにする方法です。これは、過ちを繰り返さないためにも不可欠な機会です。そのためには、妥当な**危険曝露人口**(population at risk)を規定し、悉皆的・長期的に健康影響を明らかにする研究体制・資源と当該地域住民の協力が必要です。この網羅的・継続的調査により、地域や個人の社会経済的情報から重症度や障害の程度などの医学的情報まで、曝露情報が把握可能となります。

[1] 曝露量の推定

人・時間・場所のそれぞれについて、曝露評価指標である生体あるいは環境試料は時機を得た収集・分析が必要です。

例えば、へその緒の場合は、日本人の伝統的な慣習として各家庭で保存されています。そこで、水俣病の調査において、この**保存臍帯**組織からメチル水銀濃度が分析されました。この驚くべき着想により、過去に遡って汚染の履歴がわかります(Nishigaki & Harada, 1975)。さらに、調査対象とする保存臍帯組織数を増やして、水俣と周辺地域における汚染の拡散も明らかにされています(Sakamoto et al., 2010)。

また、決定的な証拠を得るためには、生体試料(血液、頭髪[長髪]、組織[猫、人体])から環境試料(水[海、川]、底泥、魚介類)まで、曝露評価を成立させる汚染物質の測定法がなければなりません。その開発に貢献した研究者が必ず存在します(Akagi et al., 1995)。

曝露量の測定について、事例をひとつ紹介しましょう。アマゾン川流域では、川底の砂金採掘に金属水銀(無機水銀)が使われています。金盗掘の浚渫(しゅんせつ)船上では、原始的ですが、汲み上げた土砂をカーペット上に流し、カーペットに引っかかるとされる砂金をドラム缶で洗い、洗剤のように水銀を入れます。金と水銀が容易にアマルガム(水銀と他の金属との合金)を作る性質が利用されます。船に持ち込んだバーナーでアマルガムを熱すると、フライパンには金が残り、水銀は大気中へ排出されます。その後、ゴールドショップ(金の仲買店)で精錬され、換金されていきます。水銀は環境中ではとんど分解されないので（**難分解性**）、大気系と水系で移動と蓄積を繰り返し、循環しています。水系の微生物は、水銀の一部をメチル化するので、食物連鎖により、メチル水銀が生物内に濃縮・蓄積される環境を作ります。

水俣の経験を生かし、アマゾン川流域では出産後の母親から毛髪が採取・測定されています（Akagi et al., 1995）。毛髪は頭部の生え際（現在）から採取し、その長さ（過去の曝露期間）を記録しておきます。毛髪の成長速度が個人別にわかれば、曝露期間を正確に推定することができます。つまり、妊娠期間中に体内に蓄積されたメチル水銀濃度の変化が推定できるのです。

[2] 量－反応関係による発症閾値の推定

毛髪（頭髪）は、水銀曝露の生体指標です。第二水俣病が発生した新潟県阿賀野川流域では、水俣の経験が生かされ、特別研究班（1965年）によって一斉検診が行われ、住民の毛髪が収集・測定されました。対象者は1,191人、その内訳は男205人、女986人ですので、妊娠可能婦人の毛髪が積極的に集められたと考えられます。いわゆる選択の偏り（バイアス）があったといえます。

通常、量－反応関係を明らかにするためには、曝露期間中の最大値を用量として用いることが求められます。阿賀野川流域では頭部の生え際から毛髪を採取し、細切混合後に測定試料とされました。毛髪中水銀の化学形はメチル水銀であることから、測定が簡便な総水銀測定が行われました。したがって、得られた測定値は毛髪長と毛髪の成長速度から求められる期間の“平均的な値”になります。この平均値から最大値を推定するには、メチル水銀の体内蓄積と排泄はシングルコンパートメントモデルに従うと考え、さらに毛髪の成長速度（10 mm/月）とメチル水銀の生物学的半減期（70日）の初期値とその変動幅を与えることにより、最大値が推定可能となります。この毛髪測定者名簿（1965年）と、新潟水俣病認定患者名簿（1992年）とのレコードリンケージから、水俣病の発症閾値（40～70 ppm）が推定されています（金城，1994）。

2．水銀に関する水俣条約

環境汚染とその健康影響は、特定の生活環境で顕在化し、経済活動により環境汚染と健康影響が輸出（輸入）されてきました。そうした状況への対応策として、これまでにも、有害廃棄物が国境を越える移動等を規制するバーゼル条約（1989年）、先進国で使用が禁止または厳しく制限されている有害な化学物質や駆除剤などが開発途上国にむやみに輸出されることを防ぐロッテルダム条約（1998年）、毒性が強く、残留性、生物蓄積性、長距離にわたる環境における移動の可能性、人の健康または環境への悪影響を有する化学物質（ダイオキシン類、PCB、DDTなど）の減少を目指すストックホルム条約（2001年）が国際舞台で採択・締結されてきました。

2013年、日本を含む92ヶ国が調印した**水銀に関する水俣条約**（Minamata Convention on Mercury）は、バーゼル条約との整合性を取りながら、「先進国と途上国が協力して、水銀の供給、使用、排出、廃棄等の各段階で総合的な対策に世界的に取り組むことにより、水銀の人為的な排出を削減し、越境汚染をはじめとする地球的規模の水銀汚染の防止を目指す」条約です。日本では、「水銀に関する水俣条約の的確かつ円滑な実施を確保し、水銀による環境の汚染を防止するため、水銀の掘採、特定の水銀使用製品の製造、特定の製造工程における水銀等の使用及び水銀等を使用する方法による金の採取を禁止するとともに、水銀等の貯蔵及び水銀を含有する再生資源の管理等について所要の措置を講ずる」とした「水銀による環境の汚染の防止に関する法律」が制定されています（https://www.env.go.jp/chemi/tmms/law.html）。この法律には、水俣病による健康被害や環境破壊を繰り返してはならないとの決意と、水俣病の教訓や経験を世界に伝えるという意思が込められています。

3．悪化する環境への対処：WHO FCTC を一例に

この章の最後に、**環境たばこ煙**（environmental tobacco smoke）を「たばこの規制に関する世界保健機関枠組条約（WHO Framework Convention on Tobacco Control：FCTC）」から捉えてみます。

WHO FCTC（2003 年採択）は保健分野で最初の国際条約です。2020 年現在、日本を含む 182 ヶ国が締約国です。WHO は枠組条約に盛り込んだ規制・対策の中から、6 つの主要政策に MPOWER という名前（それぞれの頭文字）を付け、政策パッケージとして提示しています。その内容は「Monitor（たばこ使用と予防政策のモニタリング）」「Protect（受動喫煙からの保護）」「Offer（禁煙支援・治療）」「Warn（たばこの危険性の警告）」「Enforce（たばこの広告・販促・後援の禁止）」「Raise（たばこ税の引き上げ）」です。

環境たばこ煙は、いわば**二次喫煙**（second-hand smoke）です。二次喫煙は間接喫煙、受動喫煙に代わる用語です。二次喫煙の煙は「シガレットの燃焼する先端、またはその他のたばこ製品から発生、たいていは喫煙者が吹き出す煙と一体化した煙」と定義されます。

たばこの流行は、世界が今まで直面してきた公衆衛生上の最大の脅威のひとつです。肥満（obesity）と同様にパンデミック（pandemic）ともいえるでしょうか。WHO（2022）の推計（https://www.who.int/news-room/fact-sheets/detail/tobacco）では、世界中で年間 800 万人以上がたばこによって死亡しています。これらの死亡者のうち 700 万人以上の死因が直接たばこの使用によるもの、約 120 万人は非喫煙者が二次喫煙に曝されていることによるものです。たばこの煙には約 5,300 種類の化学物質が含まれており、わかっているだけでも 200 種類以上が有害であり、そのうちの約 70 種類は発癌性が確実と評価されています。

二次喫煙が原因とされる疾患は、虚血性心疾患、脳卒中、肺がんおよび乳児突然死症候群（SIDS）です。その科学的証拠は因果関係を推定するのに十分であると評価されています（厚生労働省,

2016)。公共の場所のすべてを屋内全面禁煙とする法律等を施行している国は67ヶ国です。科学的根拠に基づく公共政策といえます。

世界で最初に二次喫煙の健康影響を報告した平山雄論文（Hirayama, 1981）は、WHO FCTC 第8条で「たばこ煙にさらされることからの保護」を規定するきっかけとなりました。我々の法的・社会的規範の基盤は、疫学・公衆衛生学によりもたらされることを物語っています。

推薦図書

◎**政野淳子『四大公害病』**（中央公論新社，2013）
患者の声が社会を動かす、その実現を支える弁護士、公衆衛生の専門家の足跡をたどった公衆衛生の記録集である。

◎**原田正純『いのちの旅――「水俣学」への軌跡』**（東京新聞出版局，2002）
原田正純博士の「水俣学」へつながるエピソード集である。そこでは Think globally（鳥の目）、Act locally（虫の目）の軌跡が得られる。

◎**津田敏秀『医学と仮説――原因と結果の科学を考える』**（岩波書店，2011）
要素還元主義による原因の究明とメカニズムの特定が健康被害の対策を遅らせ、さらなる被害を拡大させる。水俣病事件もその一例として紹介されている。

第10章
健診・検診・スクリーニング

峰松和夫

1. 健診とは？ 検診とは？

健診というとなにを思い浮かべますか。学校や職場で毎年実施される**健康診断**を想起する人が多いように思います。健診では全科的な検査と診断が行われます。一方、検診では“胃がん”“肺がん”“乳がん”のような特定の部位を対象とした検査と診断が行われます。

我が国の労働者の健診は、1947（昭和22）年に制定された「**労働基準法**」で労働者に対する健康診断が使用者に義務付けられたことに端を発します。「労働者が常に健康な状態で労働に従事するには、結核等の感染症を代表とする健康異常をできる限り早期に発見することが必要であり、定期的な健康診断の実施は不可欠である」との認識に基づいています。1972（昭和47）年には「**労働安全衛生法**」が制定され、結核を中心とした項目に血圧測定等が追加されました。これ以降、感染症以外の生活習慣病も含めた健康管理を目的とした内容が追加され、現在の健康診断の項目となっています。

検診については、がんを対象にその経緯をみてみましょう。1983年（昭和58）年に老人保健法が施行された際、胃がんと子宮がんの検診が40歳以上で開始されました。1987（昭和62）年には子宮体部と乳がん、1992（平成4）年には大腸がんが**がん検診**に追加されました。1998（平成10）年の「がん予防重点健康教育及びがん検診実施のための指針」において、胃がんでは胃エックス線検査、肺がんでは胸部エックス線検査及び喀痰細胞診、大腸がんでは便潜血検査、子宮頸がんでは細胞診、乳がんでは視触診が取り入れられました。その後、乳がん検診ではマンモグラフィが導入され、子宮頸がん検診では対象年齢を引き下げる指針の改正等が行われています。2018（平成30）年の「がん対策推進基本計画」では、「科学的根拠に基づくがん予防・がん検診の充実」が掲げられました。「がん検診で必ずしもがんをみつけられるわけではないこと」「がんでなくてもがん検診の結果が陽性（＝偽陽性）となるがん検診の不利益についても理解を得られるように国・都道府県及び市町村は啓発活動を進める」など検診への理解を促す施策の必要性が加えられました。

いまや国民の2人に1人が罹患し、3人に1人が死亡するとされているがん。地域保健や健康増進事業の取り組みとしてがん検診が注目されていますが、ここでは、陽性や偽陽性などのスクリーニングの指標についての理解が欠かせません。次項では、スクリーニングについて解説していきます。

2. スクリーニング

検診では、症状がまだ現れていない段階で病気があるのかを調べます。したがって、がん検診の対象者は、検診の対象である部位に関連する症状がない健康な人となります。検診の対象部位に症状のある人や既往歴のある人は、無症状で健康な人に比べて対象部位のがんのリスクは高いため、がん検診の対象とはなりません。検診は、多くの人に実施する必要があるため、まず簡易な検査が行われます。これを**一次スクリーニング（一次検診）**と言います。

一次スクリーニングでは、簡便性（時間と費用がかからず効率的な方法であること）・信頼性（検査方法や測定者による誤差が少なく再現性があること）・妥当性（病気の有無を正しく判断できること）の高い検査が取り入れられていますが、病気の有無を“確実に”判別するだけの精度がありません。また、機器や人によるエラーも起こり得ます。そのため、一次スクリーニングで異常が発見されれば、より詳しい検査＝精密検査（精検）が実施されることになります。

A. スクリーニングの指標

表10-1をみながら読み進めてください。

あなたが胃がん検診を受けたとしましょう。そうするとあなたの検診結果は表10-1のa、b、c、dのいずれかに割り振られます。この表10-1での胃がんの有り／無しは、一次検診後の精検で確定診断がなされた後のものとします。

表10-1　検診によるふりわけ

		胃がん		計
		有り	無し	
胃がん検診	陽性	a	b	a+b
	陰性	c	d	c+d
計		a+c	b+d	a+b+c+d

検診で「陽性」と判定されれば「胃がんである＝a」、「（本当は）胃がんではないのに陽性と判定された＝b」のいずれかとなります。一方、「陰性」と判定されれば「（本当は）胃がんであるのに陰性と判定された＝c」、「胃がんではない＝d」のいずれかとなります。

例えば、あなたが検診の結果で「（本当は）胃がんではないのに陽性と判定された＝b」の結果を受け取るとするとどうでしょう。驚きとともに気持ちは沈み「今後どうなるのだろう」と不安を抱くでしょう。追加で行う検査に伴う身体的・経済的な負担も生じてしまいます。また、「（本当は）胃がんであるのに陰性と判定された＝c」の結果を受け取ると、日常生活への影響はすぐにはないかもしれませんが、やがて胃痛や食欲不振などの症状から受診・精密検査となるでしょう。一次検診で“見逃し”が生じたため、治療遅延が起こってくるのです。

がん検診で実施されている検査法の有効性は、常に精度の管理が行われています。検診の質はモニタリングされ、改善策がフィードバックされています。次ではスクリーニングで理解しておくべき指標について理解を深め、スクリーニングの精度管理についても解説していきます。

[1] 感度（＝真陽性率）と特異度（＝真陰性率）

病気がある人を正しく陽性と判定できる割合のことを**感度（＝真陽性率）**と言います。表10-2ではa/(a+c)で算出できます。感度の高い検査が優れていることになります。

一方、病気のない人を正しく陰性と判定できる割合のことを**特異度（＝真陰性率）**と言います。表10-2ではd/(b+d)で算出できます。特異度の高い検査が優れていることになります。

表10-2　感度と特異度

		胃がん		計
		有り	無し	
胃がん検診	陽性	a 感度（真陽性）	b	a+b
	陰性	c	d 特異度（真陰性）	c+d
計		a+c 胃がん有りの合計	b+d 胃がん無しの合計	a+b+c+d

$$感度 = \frac{a}{a+c} \qquad 特異度 = \frac{d}{b+d}$$

[2] 偽陽性率と偽陰性率

病気がない人を誤って陽性と判定する割合のことを**偽陽性率**と言います。表10-3ではb/(b+d)で算出できます。これは1－特異度のことでもあります。偽陽性率の低い検査が優れていることになります。

一方、病気がある人を誤って陰性と判定する割合のことを**偽陰性率**と言います。表10-3ではc/(a+c)で算出できます。これは1−感度のことでもあります。偽陰性率の低い検査が優れていることになります。

表10-3　偽陽性率と偽陰性率

		胃がん		計
		有り	無し	
胃がん検診	陽性	a 感度（真陽性）	**b （偽陽性）**	a+b
	陰性	**c （偽陰性）**	d 特異度（真陰性）	c+d
計		a+c 胃がん有りの合計	b+d 胃がん無しの合計	a+b+c+d

$$\text{偽陽性率} = \frac{b}{b+d} \qquad \text{偽陰性率} = \frac{c}{a+c}$$

[3] 陽性反応適中率と陰性反応適中率

検診で陽性と判定された人で実際に病気があった人の割合のことを**陽性反応適中率**と言います。表10-4ではa/(a+b)で算出できます。陽性反応適中率の高い検査が優れていることになります。

一方、検診で陰性と判定された人で実際に病気がなかった人の割合のことを**陰性反応適中率**と言います。表10-4ではd/(c+d)で算出できます。陰性反応適中率の高い検査が優れていることになります。

表 10-4　陽性反応適中率と陰性反応適中率

		胃がん		計
		有り	無し	
胃がん検診	陽性	a 感度（真陽性）	b （偽陽性）	a+b 陽性の合計
	陰性	c （偽陰性）	d 特異度（真陰性）	c+d 陰性の合計
計		a+c 胃がん有りの合計	b+d 胃がん無しの合計	a+b+c+d

$$\text{陽性反応適中率} = \frac{a}{a+b} \qquad \text{陰性反応適中率} = \frac{d}{c+d}$$

[4] 有病率

スクリーニングにおいて、もうひとつ算出できるものがあります。それが有病率です。検診者の合計（a+b+c+d）のなかで実際に病気があった人の割合のことです。表 10-5 では、(a+c)/(a+b+c+d）で算出できます。

表 10-5　有病率

		胃がん		計
		有り	無し	
胃がん検診	陽性	a 感度（真陽性）	b （偽陽性）	a+b 陽性の合計
	陰性	c （偽陰性）	d 特異度（真陰性）	c+d 陰性の合計
計		a+c 胃がん有りの合計	b+d 胃がん無しの合計	a+b+c+d 検診者の合計

$$\text{有病率} = \frac{a+c}{a+b+c+d}$$

B．スクリーニングの精度管理

[1] 我が国のがん検診について

がん検診は、がんによる死亡率の減少を目的としています。そのためには、科学的に根拠のある検診において、精度管理を整え、検診の質を常に高いレベルに維持することが重要です。医療技術の向上により、がんを早期に発見できる検査法は数多く開発されていますが、開発されたすべての検査法が効果的であるとは限りません。新しい検査方法ががん検診に利用された際の有効性は、国内外の研究データを系統的に検証して、科学的な検討を重ねる必要があります。我が国では国立がん研究センターが「がん検診ガイドライン」を公表しており、がん検診に有効な検査法を部位ごとに評価しています。

[2] スクリーニング精度管理の実際

先程、概説したスクリーニングの指標を例に、がん検診を考えてみます。高い方が優れているとされる**陽性反応適中率**は、検診の精度を測る指標として使われています。陽性反応適中率とは、検診で陽性と判定された人のうち、確実にがんと判定された人の割合のことでした。これは、(実際にがんであった者)／(検診で陽性と判定された者)×100で求められます。がん検診における陽性反応適中率は、胃がん検診で1.0%以上、肺がん検診で1.3%以上、大腸がん検診で1.9%以上、子宮頸がん検診で4.0%以上、乳がん検診で2.5%が許容値（最低限の基準）とされています（厚生労働省，2008）。

この数値は高いのでしょうか、低いのでしょうか。スクリーニングの指標の解説で使用した表に数字を入れて説明しましょう。例えば、新たな胃がんの検査法があり、この検査法で1万人が検査を受けたとします。その時の**感度（＝真陽性率）**が80%、**特異度（＝真陰性率）**が90%としましょう。そして**有病率**を1.0%と仮定すると**表10-6**ができあがります。

表 10-6　陽性反応適中率と感度の関係

		胃がん		計
		有り	無し	
胃がん検診	陽性	胃がん有りで陽性 100×0.8= 80	胃がん無しで陽性 9,900−8,910= 990	陽性の合計 80+990= 1,070
	陰性	胃がん有りで陰性 100−80= 20	胃がん無しで陰性 9,900×0.9= 8,910	陰性の合計 20+8,910= 8,930
計		胃がん有りの合計 10,000×0.01= 100	胃がん無しの合計 10,000−100= 9,900	検診者の合計 10,000

検診の精度を測る**陽性反応適中率**を算出してみましょう。陽性反応適中率は 80/(80+990)=7.5% となります。仮定した有病率（1.0%）に基づけば、1 万人中 1,070 人がこの検査法では胃がん有りと診断されるわけですが、本当にがんである人の割合はそのうちの 80 人なのです。つまり、この新しい胃がんの検診では、1 万人中 1,070 人が陽性と判定されても実際にはがんでない人のほうが圧倒的に多いのです。また、感度（=真陽性率）が 80%であっても 1 万人中 80%の人ががんということでもないのです。なお、2019 年より世界中で感染が拡大している新型コロナウイルス感染症（COVID-19）の検査においては、核酸検出検査法（リアルタイム RT-PCR 法）や抗原検査法（定性・定量）などが用いられています。COVID-19 の疑いのある者、あるいは確定患者の鼻咽頭ぬぐい液・鼻腔ぬぐい液等を採取して各検査法の有効性を検証したところ、現在でも陽性反応適中率が100%となる検査法は確認されていません(表 10-7〜10)。

表 10-6 は、検診の結果のみが示されているようにみえますが、実は“事前確率（精検前のデータ）”と“事後確率（精検による確定診断後のデータ）”の 2 つのデータが入っています。これは**ベイズの定理**と言われるもので、皆さんのスマートフォンに映し出される情報にも大いに関わっています。次項ではこのベイズの考え方について解説していきましょう。

表 10-7　鼻腔核酸検出検査と鼻咽頭核酸検出検査

		鼻腔核酸検出検査			陽性反応適中率 83.6%
		陽性	陰性	計	
鼻咽頭核酸検出検査	陽性	56	11	67	
	陰性	0	15	15	
	計	56	26	82	

表 10-8　鼻腔抗原検査（定性）と鼻腔核酸検出検査
（発症初日から 9 日目以内）

		鼻腔抗原検査（定性）			陽性反応適中率 87.5%
		陽性	陰性	計	
鼻腔核酸検出検査	陽性	42	6	48	
	陰性	1	20	21	
	計	43	26	69	

表 10-9　鼻腔抗原検査（定量）と鼻咽頭核酸検出検査

		鼻腔抗原検査（定量）			陽性反応適中率 85.1%
		陽性	陰性	計	
鼻咽頭核酸検出検査	陽性	57	10	67	
	陰性	1	15	15	
	計	58	24	82	

表 10-10　鼻腔抗原検査（定性）と鼻咽頭抗原検査（定性）
（発症初日から 9 日目以内）

		鼻腔抗原検査（定性）			陽性反応適中率 89.1%
		陽性	陰性	計	
鼻咽頭抗原検査（定性）	陽性	41	5	46	
	陰性	2	21	23	
	計	43	26	69	

出典）［表 10-7～10 まで］病原体検査の指針検討委員会，2022

3. ベイズの考え方

ベイズの定理は、統計学者であるベイズ（Bayes, T.）により生み出されたものです。ベイズの考え方では、2つの用語の理解が必要となります。それが“事前確率”と“事後確率”です。先程の「(表10-6の）検診結果には2つのデータが入っている」とした例から解説します。**“事前確率”**とは、想定していた確率のことです。検診で陽性もしくは陰性と判定された段階を指します。**“事後確率”**とは、「追加」の情報が得られて更新・修正された後の確率のことです。つまり、検診陽性者が精検（＝確定診断に必要な「追加」情報を収集する精密検査）を行った結果、病気の有り／無しが確定した段階を指します。“事前確率”とは「病気だろうとする確率」、“事後確率”とは「正しいデータをもとに確実に病気だと言えた確率」のことで、“事前確率”と“事後確率”は、「追加」の情報が得られる、その前後の確率とも言えます。

現代社会では日々たくさんの情報が発信されています。個人のニーズは多様化・複雑化しており、企業が市場の動向を的確に把握するためには、より多くのデータを集め分析する必要があります。コンピュータや人工知能（AI：Artificial Intelligence）の出現により、大量のデータを分析することは可能になりましたが、サイコロを1回ふって1が出る確率は？ と尋ねられ、1/6と即答できる客観的な確率ばかりではありません。

ここで、ベイズの考え方が役立ちます。ベイズの考え方には、学習能力を持たせています。これが「追加」と前述した内容です。新たな情報を獲得すれば“事後確率”を更新し、そしてまた新たな情報を獲得すれば前回“事後確率”だったものが“事前確率”となり、さらなる確率の更新を行います。ここで必要なものが情報の豊富さです。データは多ければ多いほど高い確率で最適な情報が得られることになります。皆さんがスマートフォンでキーワードを入力して検索をかければ必要な情報が提供されますが、同時に情報は更新され、皆さんにより相応しい情報が今後は提供されるようになるのです。

ここで、いま一度がん検診の役割を思い出してください。がん検診の目的は、がんを早期に発見し、適切な治療を行うことでがんによる死亡率の低下を目指すことです。検診の精度を上げるためには、検査法の精度管理も大切なのですが、多くの人が受診することこそが大切なのです。多くの人が検診に参加すれば、早期の段階で病気を発見できるメリットだけでなく、病気がなくても自分の食生活を見直すきっかけとなる人が生まれる予防医学的な効果、そして検診の精度向上（＝陽性反応適中率の更新）ともなるのです。

本章では、がんを例に健診・検診・スクリーニングについてお話しました。我が国のがん対策は「がん対策基本法」のもと実施されていますが、2017（平成29）年には中学校および高等学校の保健体育科の「学習指導要領」において「がん教育」が明記されました。

これまでの学校では、健康教育の一環として「がん教育」が取り組まれていましたが、国のがん対策と現状を踏まえ、学校においてはより一層の「がん教育」の充実が求められています。

学校における「がん教育」は中学校では2021（令和3）年度に全面実施され、高等学校では2022（令和4）年度入学生より年次進行で実施されています。

推薦図書

◎**Celen tano, D.D., & Szklo, M., *Gordis Epidemiology*.** Elsevier, 2018.
英語を通して疫学を学びたい人にはわかりやすい内容である。

◎**松田正己編『グローバル化・健康福祉政策と公衆衛生・倫理』**現代公衆衛生学（第2版）（クオリティケア，2013）
スクリーニングをはじめROC解析や社会調査法についても解説されている。

◎**丸井英二編『疫学/保健統計』**（メヂカルフレンド社，2015）
疫学そして統計学や保健統計を学びたい人に必見の一冊である。

◎**日本疫学会監修『はじめて学ぶやさしい疫学』**（南江堂，2018）
疫学の手法が様々な角度から解説されており、実践と応用に役立つ内容である。

がん検診をどう考えるか：子宮頸がん検診を例に

日本では年間約１万人が子宮頸がんを発症し、約3,000人が死亡しています。さらに、25歳以降から30〜40歳代の発症も多いため妊孕性への影響を考えると効果的な予防対策としてのがん検診を打ち出したいところです。現在の指針では、子宮頸がん検診は「子宮頸部擦過細胞診（細胞診）」という検査手法を20歳以上の女性に２年に１回実施することが定められており、この検査手法は死亡率減少効果も認められています。

一方、近年子宮頸がん発症の主な原因はヒトパピローマウイルス（HPV）の持続感染であることが明らかになり、このウイルスを検出する「HPV検査」を子宮頸がん検診に活かそうと、その有効性に関する研究が数多く始まりました。確かに、HPV検査を実施すると、従来の細胞診の時よりも前がん病変・子宮頸部異常がかなり多く（2倍以上）見つかります（Kono et al., 2021）。しかし、前がん病変と判定された人すべてが子宮頸がんを発症するわけではないのです。一定の割合で治療しなくても自然に消退したり、そのまま停滞し、がんを発症しないことが確認されています。特に若年層に実施したHPV検査では、自然消退する子宮頸部異常が数多く検出されることが報告されています。これでは、せっかく若年層への効果的ながん予防策として新しい検査法を考えても、将来子宮頸がんにならないであろう人を数多く検診陽性者として判定することになってしまいます。そして、こうした人達に対して「がんになるかもしれない」という精神的なストレスのみならず、精密検査のための通院および検査費等といった経済的な負担もかけることにつながります。従って、自然消退の多い前がん病変や子宮頸部異常をたくさんみつけることが必ずしも良い検診とはなりません。

現在、我が国では、子宮頸がん検診の検査手法として細胞診が適切か、あるいはHPV検査が適切か、検診の受診開始年齢や受診間隔等も含め、有識者を交えた慎重な検討を行っています。さらに、今後はHPVワクチンを接種した人に対しては、検診はどのような検査法で何歳から開始し、どれ位の間隔で実施するのが良いのか等も検討されることになるでしょう。

【河野可奈子】

第Ⅲ部

人々の健康のために誰が何をしているのか

第11章
人々を守る法律と制度

瀧澤利行

1. 健康を守る法

A. 衛生行政の基盤

[1] 憲法における公衆衛生の捉え方

日本国憲法おいては、以下の各条で衛生行政の法的基礎が明確にされていると考えられます。まず、第11条では「国民は、すべての基本的人権の享有を妨げられない。この憲法が国民に保障する基本的人権は、侵すことのできない永久の権利として、現在及び将来の国民に与へられる」と規定され、**基本的人権の尊重**が明記されています。次に、第13条「個人の尊重、生命・自由・幸福追求の権利の尊重」において、「すべて国民は、個人として尊重される。生命、自由及び幸福追求に対する国民の権利については、公共の福祉に反しない限り、立法その他の国政の上で、最大の尊重を必要とする」と定められ、生命・自由・幸福追求といった人間の根源的価値についての尊重が謳われています。

そして、健康、公衆衛生に関する最も重要な規定が第25条です。その第1項では「すべて国民は、健康で文化的な最低限度の生活を営む権利を有する」と明記され、第2項では「国は、すべての生活部面について、社会福祉、社会保障及び公衆衛生の向上及び増進に努めなければならない」と国の責務が明確に示されています。

[2] 公衆衛生制度としての衛生行政

日本国憲法第25条第2項で示されている公衆衛生の概念は極めて広範です。すなわち、保健予防活動としての狭義の公衆衛生活動、疾病の診断治療、リハビリテーション、学校保健、労働安全衛生などの領域ごとの保健活動、環境衛生や生活衛生など環境保健活動の一切を含む活動（保健医療制度全般）がこれにあたります。

一方、保健医療の立場からは、臨床医学的な診療行為を提供する活動を「医療 medical service」、衛生統計、疫学、健康管理、疾病予防、環境衛生、衛生行政などの活動を「公衆衛生 public health」というように、区別して捉えることが多くあります。

公衆衛生学において、しばしば引用されるウィンスロウ（Winslow, C. E. A.）の公衆衛生の定義は以下の通りです。

「公衆衛生とは、環境衛生の改善、伝染病の予防、個人衛生の原則についての個人の教育、疾病の早期診断と治療のための医療と看護サービスの組織化、および地域社会のすべての人に、健康保持のための適切な生活水準を保障する社会制度の発展のために、共同社会の組織的な努力を通じて疾病を予防し、寿命を延長し、肉体的、精神的健康と能率の増進を図る科学であり、技術である」

この定義は包括的に過ぎる面もありますが、実際に必要とされる制度の方向性を含んだ有益な定義です。

B. 衛生行政の定義

衛生行政とは、国民の健康状態の維持・増進のために国や地方公共団体など公の責任において、法律や命令に基づいて必要な条件すなわち人、予算、組織、制度を計画・整備し、これらを運用する働きを通じて、国民の生命と健康・安全を確保するための活動といえます。

衛生行政は、公衆衛生行政といわれたり保健行政と称されたりしますが、その内容において大差はありません。ただし、狭義には、日本国憲法第25条第2項で規定された「公衆衛生」活動のうち、医師をはじめとする医療従事者の身分や資格に関する行政と、医療機関に関する行政を「**医事行政**」といい、これら医療を除いた予防と健康増進、社会復帰、医療福祉に重点をおいた公衆衛生活動を「**保健行政**」という場合が多いです。

一般の国民の健康の保持増進を課題とする狭義の衛生行政（**保健行政**）は、大別すれば、①労働者の健康と安全を対象とする**労働安全衛生行政（産業保健行政）**、②児童・生徒・学生・教職員の健康と安全を対象とする**学校保健行政**、そして、③それ以外の人々の健康を対象とする**地域保健行政**の3つです。

[1] 一般衛生行政・地域保健行政

地域保健行政は、労働安全衛生行政と学校保健行政に属さないすべての保健課題を対象としています。地域保健行政は、地域の健康問題全般を対象とするため、環境衛生行政や食品衛生、公衆浴場、理容・美容、家畜などに関連する生活衛生業務など、極めて広範な内容を対象とするため**一般衛生行政**と呼ばれることもあります。

衛生行政の中心となる機関は**厚生労働省**です。厚生労働省は、2001（平成13）年の中央省庁再編によって旧厚生省と旧労働省が統合された省庁です。

一方、都道府県および市町村は衛生局、保健局、衛生部、保健部などの担当部局を持ちます。地方公共団体においては、保健部局は福祉部局や環境部局と統合されて設置されている場合が少なくありません。

[2] 学校保健行政

学校保健行政は、文部科学省によって管轄され、学校保健は学校保健安全法（学校保健法：1958年の全面改正、2008年）によって規律されています。学校保健活動は、大きく学校保健管理、学校保健教育、学校保健組織活動に分けられます。

[3] 労働安全衛生行政（産業保健行政）

労働基準法（1947）および労働安全衛生法（1972）によって規律されます。**労働安全衛生法**は「労働基準法と相まつて、労働災害の防止のための危害防止基準の確立、責任体制の明確化及び自主的活動の促進の措置を講ずる等その防止に関する総合的計画的な対策を推進することにより職場における労働者の安全と健康を確保するとともに、快適な職場環境の形成を促進することを目的とする」(1条) 法律です。

C. 衛生行政の過程

一般的に、ある社会的組織における理念や目標を社会的現実に転換する過程を**行政過程**といいます。衛生行政でいえば、国民の健康に関する課題の解決にあたり、様々な行政組織が最少コストで、最大限の効果を得るべく経路を選択し、それをたどります。行政過程は、行政立法、行政行為、行政契約、行政指導、行政計画などの要素からなっています。

(1) 行政立法

日本では、種々の法案は国会での議決後、強固な社会的規範である法として作用しますが、法の執行を司る行政機関自体が規範性のある法規を制定することがあります。政令、内閣府令、省令などがあり、これらを行政立法といいます。

(2) 行政行為

国または公共団体の行政庁が法に基づき、国民に対し、具体的事実に関して、「命ずる」「禁ずる」あるいは許可、免許、特許、認可、処分など種々の概念で示される法的規制をする行為を**行政行為**といいます。2020 年初頭、新型コロナウイルス感染症の感染拡大に対して、緊急事態宣言のもと、不要不急の外出自粛や、飲食店の営業時間短縮が要請されたことが思い出されるでしょう。

(3) 行政契約

行政庁が、種々の法人等と行政行為を現実化するために、行政庁の責任者が発注者となり、民間企業などが受注者となって契約を交わし、当事者間に法律上の権利義務を発生させることをいいます。

(4) 行政指導

一定の行政目的を達成するために、助言、指導、勧告等、形式的には非権力的な手段の行使によって、国民の意思や行為を行政庁が意図する方向へ誘導する事実的行為をいいます。行政指導には、法的拘束力はありません。①対象者の便益向上のために一定の助力をする**助成的行政指導**（農業指導、経営指導、保健指導等）、②私人間の利害の対立を調整し、好ましい秩序を作り出す**調整的行政指導**（紛争の仲介等）、③公益実現に障害となる行為を予防し抑制する**規制的行政指導**（物価の値上げ抑制の指導等）の３種類があります。

(5) 行政計画

一定の公の目標を達成するための手段を総合的に提示する行為、またはその成果をいいます。広範囲の国民・住民の権利利益に関わるものですから、国民・住民の有意な参加が必要とされています。医療計画や保健福祉計画など、衛生行政においても多くの計画が立案され、改定を重ねています。

衛生行政は、国民に与える作用・影響の視点からみると規制行政と給付行政の２つの類型に分けることができます。

規制行政とは、行政作用のうち私人の権利や自由の制限によって行政の目的が達せられるものの総称で、衛生、医療、教育、環境、保安や消費者保護などのために国民の自由な生活に一定の規制を加える**社会的規制**と、経済的な公平性を保つために公益事業や民間産業に対して一定の制約を課す**経済的規制**に分けられます。衛生行政における規制行政の典型例としては、公共の健康安全の維持向上のために、検疫や感染症予防における隔離措置、食中毒の際の飲食店の営業停止措置などが挙げられます。

これに対して、給付行政とは、経済的、社会的、文化的な公共の利益の増進のために、市民に対して給付（サービス）を提供したり、公共施設を設置したりすることによって、市民に奉仕するものです。公衆衛生に関わるものとしては、汚物処理、下水処理、病院設置、社会保障などが挙げられます。これらは原則的には自由と財産への侵害を含まず、国民に対して授益的に作用するものですが、行政による給付の提供は法律の根拠を必要とし、法の下の平等に即して公平かつ公正な給付を目指して行われる必要があります。

2. 健康施策の展開

それぞれの国で時代の変化と社会構造に合わせ、健康に関わる行政の姿勢の具体化が図られます。これを**健康政策**といいます。

A. 世界の健康政策

[1] ラロンド報告／アルマアタ宣言

第二次世界大戦後、臨床医学はめざましい技術革新を遂げ、種々の疾患の治療に貢献してきました。1970年代になると、臨床医学はさらに高度化し、様々な新しい治療法が開発されましたが、一方で、医療費の増大による国民負担の問題や、集団全体に対する治療の意義へ疑問が生じ、医療のあり方自体が問われるようになりました。

こうしたなかで、1974年、カナダのラロンド保健大臣によって彼の名前を冠した「**ラロンド報告**」と呼ばれる報告書が発表されました。この報告は、公衆衛生活動の重点をそれまでの**疾病予防**から**健康増進**へと移し、宿主と病因という病気の決定要因を、単一特定病因論から長期にわたる多数の要因に基づく原因論に再構築するものでした。この報告を出発点に、いわゆる**新公衆衛生運動**が欧米に拡がっていきました。また、当時の疫学の発達による病因の解明や、公民権運動、人権運動による住民参加の高まりによっても、疾病予防の重要性が再認識され、**新公衆衛生運動**は世界的潮流となっていきました。

予防活動は保健医療関係者のみならず、多くの一般市民が参加するという、新たな視点を提示しました。ラロンド報告や社会医学の提唱者であるマキューン（McKeown, T.）の研究結果を受け、当時のマーラーWHO事務局長は1978年、旧ソ連のアルマアタにおいて、医療の重点をこれまでの高度医療中心から、予防を含む一次医療、すなわち**「プライマリヘルスケア」**に転換するよう提唱しました。

[2] ヘルシーピープル／HFA（Health for All）2000

1979年、ラロンド報告の基本概念に基づいて、米国厚生省のマクギニス技官はHealthy Peopleという新たな国民的健康政策を打ち出しました。この新政策の特徴は、疫学や健康への危険因子を重視し、特に個人の生活習慣の改善による健康の実現に重点を置いたものでした。Healthy Peopleでは、科学的に立証された数値目標を年代別に設定し、国民一人ひとりがその目標を達成するという国民運動としての手法をとっています。

目標を設定し、健康の改善を目指すという手法は1980年代には世界中に拡がりました。特にヨーロッパでは、1982年に提唱された**「西暦2000年にすべての人に健康を」運動**（HFA2000）の一環として、健康目標の設定に同意した32ヶ国、12の領域において約200の指標が示され、運動が推進されました。スウェーデンのように、年齢階級別に目標を設定した国もあります。

[3] ヘルシーシティ／オタワ宣言

1980年代の後半になると、個人の努力を前提とした疾病予防活動に対する批判が展開され始めました。疾病予防は個人のみで実現できるものではなく、社会環境の整備、資源の開発が必要であり、病気になった人をいたずらに非難することは避けるべきだという主張が展開されたのです。

そこで1986年、WHOヨーロッパ地域事務局の任にあったキックブッシュ（Kickbusch, I.）らは、町全体の環境を健康増進に寄与するように改善した**健康都市（Healthy City）**を想定し、ヨーロッパを中心に環境改善運動の推進を提案しました。この運動はヨーロッパから世界に拡がることになり、同年、カナダのオタワで健康増進に関する国際会議が開かれ、健康増進を個人の生活改善に限定して捉えるのではなく、社会的環境の改善を含むことを確認し、オタワ宣言として採択されました。この考え方は、ヘルスプロモーション戦略として現在まで国際的に普及しています（第14章）。

B．日本の健康政策

日本においては、第二次世界大戦後、感染症予防対策や栄養改善が重要な保健課題でしたが、生活水準が高まるにつれて、次第に慢性疾患が増加するようになり、国民の健康に関わる生活習慣の見直しが図られるようになりました。

[1] 第一次国民健康づくり対策

1978（昭和53）年には、長寿社会の到来に合わせ、総合的な保健対策として「国民健康づくり対策（第一次国民健康づくり対策）」が始まりました。

生涯にわたる健康づくりを目指し、妊産婦、乳幼児、女性に対する健康診査を実施するとともに、1982（昭和57）年に成立した老人保健法を背景とした、老人保健事業による健康診査や健康教育と連動して、総合的な健康対策を実施する体制が作られました。また、これらの事業を制度的に実現するために、市町村保健センターの整備への取り組みが始まったのもこの頃です。

[2] 第二次国民健康づくり対策（アクティブ80ヘルスプラン）

1988（昭和63）年から開始された第二次国民健康づくり対策は、栄養、運動、休養など自主的な生活習慣の改善を通じた疾病予防、健康増進が図られ、そのための制度的基盤づくりが進められました。特に、施設整備（運動型健康増進施設、温泉利用型健康増進施設など）、人材養成（健康運動指導士など）が積極的に進められました。

さらに、健康を地域づくり・まちづくりの中心に据えた「健康文化都市」構想が発表され、モデル的な市町村（静岡県袋井市など）が指定を受けました。

[3]「健康日本 21」

2000（平成 12）年を期に、2010（平成 22）年を目指した健康づくりとして「**健康日本 21（21 世紀における国民健康づくり運動）**」が実施されました。これは、**第三次国民健康づくり対策**とも呼ぶべき取り組みです。

その事業上の特徴は、生涯にわたる健康づくりの観点に加えて、数値目標を挙げてその達成を段階的に実現していく目標管理手法の導入にあります。9 つの分野（食生活・栄養、身体活動・運動、休養・こころの健康、たばこ、アルコール、歯科、糖尿病、循環器病、がん）、70 項目にわたる目標設定がなされています。また、その母子保健版として策定された計画に「**健やか親子 21**」があります。

[4] 老人保健法による保健事業から、健康増進法による保健事業へ

1982（昭和 57）年施行の「**老人保健法**」では、医療給付以外の事業として保健事業が実施されていました。生活習慣病が増加してくる 40 歳以上であり、かつ職域で同様の事業の対象となる者を除くすべての男女を対象に、健康手帳の交付、健康教育、健康相談、健康診査、機能訓練、訪問指導が市町村を主体として行われました。

現在では、2002（平成 14）年に制定された「**健康増進法**」によって健康診査事業、保健指導事業が展開されています。これは、国民が生涯にわたって自らの健康状態を自覚するとともに、健康の増進に努める必要を規定した法律です。

また、2008（平成 20）年には、「**高齢者の医療の確保に関する法律**」に基づいて 65 歳未満の国民に対して、特定健診事業が開始されました。ここでは、腹囲が大きく血液検査に異常値を持つ者を**メタボリックシンドローム**該当者ないしは予備群として選び出すことと、これらの者に特定保健指導を行うことの 2 点を、健康保険者に

対して義務づけています。

[5] 感染症対策

1970年までに、先進国における「伝染病」による致死率は急激に低下しました。背景には、環境衛生対策を中心とした公衆衛生の向上、ワクチン開発による予防接種の普及、さらに、多くの抗生物質（抗菌薬）の発見と、それによる治療の進歩がありました。1970年代後半からは、新しい感染症の出現により健康政策は新たな局面を迎えることになりました。日本では1897（明治30）年制定の「**伝染病予防法**」、1919（大正8）年の「**結核予防法**」、1948（昭和23）年の「**性病予防法**」など、個別の感染症ごとに対応が図られました。

その後、後天性免疫不全症候群（AIDS）、プリオン病（BSE, vCJD）、O157（EHEC）等の新しい感染症の出現は、総合的かつ国際的に感染症対策を進めていく必要を喚起しました。1996（平成8）年の大阪府堺市を中心に発生したO157大規模食中毒事件などをきっかけに、1998（平成10）年には、伝染病予防法、結核予防法、性病予防法を再編して、新たに「**感染症の予防及び感染症の患者に対する医療に関する法律（感染症法）**」が施行されました。さらに、2020年には**新型コロナウイルス感染症（COVID-19）**の世界的流行により、2012年（平成24年）に制定された「**新型インフルエンザ等対策特別措置法**」や**感染症法**が改正されました。

[6] がん対策

1970年代後半以降、日本の死因順位として長らくトップの座を占めている**悪性新生物・がん**の対策は健康政策の重点的な課題ではありましたが、これに対する体系的政策は必ずしも一元化されてはいませんでした。2006（平成18）年、全国どこでも同じレベルの医療が受けられる環境整備（がん医療の均霑（きんてん）化）や、政府が総合的ながん対策として「がん対策推進基本計画」を策定することなどを目的に、「**がん対策基本法**」が制定されました。

3. 地域保健法

A. 地域保健法の成立

「地域保健法」は地域保健の推進に関する基本的な法律のひとつです。「保健所法」（昭和22年9月5日法律第101号）の全面改正により、1994（平成6）年7月1日法律第84号として成立しました。公衆衛生推進の基本的な法規のひとつとして重要な役割を果たしています。「保健所法」は新旧あわせて50年以上にわたって、日本の公衆衛生活動を規定してきた法律でしたが、保健所の機能の再検討や、市町村保健センターの設置により、その役割分担が議論されるようになり、「市町村の時代」に対応した地域保健の推進が図られることになりました。

B. 保健所の特質と機能

[1] 保健所の歴史と特質

(1) 保健所の発足

保健所の歴史は、明治以降に行われてきた日本赤十字社などでの妊産婦や乳幼児の巡回看護、および訪問保健指導を基盤としています。1925（大正14）年、聖路加国際病院に「乳幼児健康相談所」が設置され、1927（昭和2）年には大阪乳幼児保護協会が発足、「小児保健所」を設置しました。これ以降、保健所という名称が広く用いられることになりました。

その後、1935（昭和10）年、「東京市特別衛生区京橋保健館」が設立されました。この活動をもとに、1937（昭和12）年の保健所法が制定されました。これは旧「保健所法」と呼ばれています。

(2) 戦後の保健所

太平洋戦争終結とともに、日本の衛生行政は連合国軍最高司令官総司令部（GHQ/SCAP）の指導下に入りました。GHQは、早くも1945（昭和20）年9月22日には「公衆衛生対策に関する覚書」を発表し、公衆衛生対策の具体的な推進を図りました。その後、GHQは1947（昭和22）年に「保健所機能の拡充強化に関する覚書」を出し、これに基づき保健所法の全面改正が実施されました。これが新「保健所法」です。この時から、保健所はおおむね人口10万人あたりに1ヶ所を目途に整備が図られました。同時に、それまでの伝染病予防を主眼においた警察所管の衛生警察事務が衛生行政に統合され、国－都道府県衛生部局－保健所－市町村衛生部課という一元的な衛生行政系統が確立しました。

[2] 市町村保健センターの特質

保健所が地域保健活動の拠点として機能していることは重要ではあるのですが、行政機関としての役割も担っているために住民のニードに応じた活動を即座に行いにくいという一面もあります。また、地域保健法の趣旨として、それまでの地域保健に関する実務的機能を保健所から市町村に権限委譲しながら、コミュニティの実情に応じて、地域保健活動を展開していくことが挙げられています。

そこで、地域住民に密着した健康教育や健康相談、健康診査、訪問指導などの対人保健サービスを行う機関として**市町村保健センター**や**健康増進センター**が設けられるようになりました。今後は、人的資源の側面での援助をも考えながら運営されていく必要があります。

4. 医療制度

A. 医療制度の概念

医療制度は、主として医療の供給体制に関わる制度（狭義の**医療制度**）と医療費に関する制度（**医療費制度**）に大別されます。狭義の医療制度はさらに、医療を供給する機関・施設に関する制度と医療従事者に関する制度、さらに薬事に関する制度に分類されます。現在、医療機関・施設に関する制度は「**医療法**」、医療従事者に関する制度は「医師法」「保健師助産師看護師法」などの個別の身分法、薬事に関しては「薬事法」によってその詳細が定められています。

日本では、1872（明治5）年太政官制のもとでの文部省に医務課が設けられ、医療制度が所管されました。その後、1874（明治7）年に「医制」が公布され、76条からなる条文によって衛生行政組織、医事、公衆衛生、衛生統計、医学教育にいたるまで保健医療制度の総合的な体系化がなされました。翌年の1875（明治8）年には衛生行政を内務省に移管し、衛生局が設置されると、初代局長に長与専斎が着任しました。その後、1938（昭和13）年には厚生省が設けられ、国民の保健医療の充実が図られました。

太平洋戦争後はアメリカ軍の占領下でアメリカの公衆衛生行政が導入され、医療改革や看護改革などが進められました。

B．医療機関の種別と役割

こんにちの医療機関は、有償または無償で診察、検査、治療、療養上の世話、看護、リハビリテーションなどを提供することで、人々の疾病の治療と健康の回復を目指す社会的機関です。医療法で定める医療機関には「病院」「診療所」および「助産所」があり、介護保険法で定める医療提供施設として「介護老人保健施設」、「介護医療院」があります。

[1] 病院

医療法によって定められた医療施設で、医師または歯科医師が公衆または特定多数人のために医業または歯科医業を行う場所であり、20人以上の患者を入院させるための施設を有するものをいいます。また、病院のなかには高度な医療の提供や医療技術の開発を担う特定機能病院、地域の医療を支援する地域医療支援病院、臨床研究や医薬品・医療機器の開発・治験等を担う臨床研究中核病院の種別が設定され、該当する条件を満たした施設が承認されています。

病床には精神病床、感染症病床、結核病床の別があり、その他の病床は一般病床と療養病床に分けられます。病床種別ごとに人員配置基準や構造設備基準等が定められています。

なお、精神病床のみを保有する病院を精神病院、結核病床のみを有する病院を結核療養所といいます。その他の病床を保有するそれ以外の病院を一般病院と称します。

[2] 診療所

医療法にいう医療施設のうち、患者収容施設が19床以下のものをいいます。日本には、病床を有する有床診療所と無床診療所の2つの形態が存在し、通常1人ないし数人の医師によって診療が行われています。医療の普及という点で果たした診療所の意義は極めて大きかったのですが、現在では、医師の高齢化や若い医師の勤務医指向などにより、診療所の継続が困難になるケースが増えています。

一方で、**プライマリケア（一次予防）**の観点から、在宅医療や家庭医（かかりつけ医）機能など、診療所の新たな役割が注目されています。

[3] 助産所

助産師がその業務を行い、妊婦、産婦、じょく婦を収容する施設のうち、9床以下のものをいいます。現在では、病院産婦人科や大規模産院での分娩が主流になってきているので、次第にその数は減少していますが、近年再びその存在が見直されつつあります。

[4] 介護老人保健施設

疾病、負傷などにより寝たきり状態の老人またはこれに準ずる状態の老人に対し、看護、医学的管理の下における介護および機能訓練その他必要な医療を実施し、その日常生活上の世話を目的とする施設を指します。その設置目的から、医療施設と老人福祉施設の中間的性格を持っていたため、中間施設と呼ばれたりもしましたが、1992（平成4）年の医療法改正により医療施設とされました。その後、2000（平成12）年の介護保険制度の実施により介護老人保健施設となり、介護保険法のもとでの施設となりました。

[5] 介護医療院

急増する医療的な管理が必要な要介護状態の高齢者のケアに対応するため、2018（平成30）年4月の第7期介護保険事業計画に則り、新たに法定化された施設が介護医療院です。それまで医療的管理が必要な要介護高齢者のケアを担っていた「介護療養型医療施設」に代わり、長期的な医療と介護の両方を必要とする高齢者を対象に、「日常的な医学管理」や「看取りやターミナルケア」等の医療機能と、「生活施設」としての機能を提供できる施設です。

介護医療院には介護医療院Ⅰ型・Ⅱ型の2つの形態があります。Ⅰ型は比較的重度の要介護者に対して医療ケアを提供する介護療養病床に、Ⅱ型は入居者の家庭復帰をリハビリテーションや生活支援などでサポートする介護老人保健施設に相当します。

5. 健康を守り、社会を生かす法と制度

古代ギリシャの哲学者で万学の祖といわれるアリストテレス（Aristotelēs）は「人間はポリス的動物である」と述べました。人間が共同体のなかで生活をしていく以上、最も善い状態（幸福）を求めて行為することは人間としての本質的性情であり、その条件をよりよくするために考察することが政治（行政）の役割であり、その基準として法律がつくられるべきであるとしています。

健康を守る法律や制度には、これまで述べてきたもの以外に、特に社会で安全かつ安心に暮らすために必要な救急医療制度や災害医療制度、自然環境や人口の面から特に医療の供給に配慮しなければならない地域にとって必要なへき地医療制度、公平な医療の提供を保証するための医療保障制度など、多くの制度が法律に基づいて運用されています。

これらの法律や制度は、まず日本国憲法第25条に規定された「健康で文化的な最低限度の生活を営む」権利を保障するために行うべ

き基本的な課題である公的医療供給体制の整備や救急医療体制、へき地医療体制の充実などの役割（生存権保障機能）や、感染症の予防を目的とした検疫業務や感染症医療、予防接種、一部の精神医療など国民が安全・安心な生活を営むうえで重要な活動として国および地方行政が一定の責任を負って行うべき役割（社会防衛機能）を中心に推進されています。そのうえで、健康診査や健康相談、保健指導・健康教育や健康啓発活動などのような公や民間がその多様性を生かして進めていく活動などが広く展開されています。そうすることによって、時代とともに変化する社会の実態に対応できる制度の運用を図っているのです。

私たちの社会は時代とともに様々に変化していきますが、そこに生きる人々が健康な日々を送ることは共通の願いであり、幸福への条件といえるでしょう。そのための行為としての健康に関する法律と制度をよりよいものにしていくことは、他ならぬ私たち自身の務めであり、役割なのです。

推薦図書

◎**厚生労働統計協会編『国民衛生の動向』**（厚生労働統計協会，各年版）
保健医療行政に関する最新の法律・制度・動向を詳細に解説している著作としては必置の書籍といえる。公衆衛生に関わる人にとってはまさに座右の書。

◎**藤内修二編『保健医療福祉行政論（第５版）』**（医学書院，2021）
保健医療福祉に関する制度とその理解の要点を幅広く、しかも簡潔に解説している書籍として推薦できるものである。制度解説にとどまらず、考え方の基本を含めて理解を助けてくれる。

◎**多田羅浩三『公衆衛生の思想──歴史からの教訓』**（医学書院，1999）
公衆衛生活動が早くから展開し、世界初の公衆衛生法が成立したイギリスの公衆衛生に関する思想の流れをまとめた理論書。公衆衛生の制度がどのように確立してきたかを理論的に検討する際には必須の書籍である。

第12章
医療保険の意義

北島 勉

1. 本章のねらい

病気やけがをし、自力で治すことが難しいと思った時、みなさんはどうしますか。多くの場合、保険証を持って医療機関を受診するのではないかと思います。日本では、ほぼ全員が保険証を持っていて、どの医療機関なら自分の保険証が使えるか、などという心配をすることなく、医療保険を使って受診することができます。1961（昭和36）年に、国民全員が何らかの医療保険に加入するという状態、いわゆる**国民皆保険体制**を達成して以来60年が経過しています。私たちは質の高い医療を安い自己負担で利用することができ、それが私たちの健康水準の向上に大きく貢献しているといってもよいでしょう。本章では、私たちは医療費をどのように負担しているのか、なぜ医療保険が必要なのか、そして医療保険制度にはどのような種類があるのか、他国との比較も交えて概観したいと思います。

2. 医療費の負担方法

医療費の負担方法には、大きく分けて3通りあります。1つ目が自己負担です。患者やその家族が、医療サービスを利用した際にその対価として支払うというものです。2つ目が税金による負担です。

所得税、法人税、消費税など、特に用途を特定せずに徴収した税金から医療に配分する場合と、目的税として、あらかじめ医療サービスに利用することを前提として徴収する税金があります。そして、3つ目は医療保険です。将来、病気やけがをした際に発生する医療費の負担というリスクに備えて事前に支払うものです。医療保険には大きく分けて**公的保険**と**民間保険**があります。

厚生労働省によると、2020（令和2）年度の**国民医療費**は、42兆9,665億円、国内総生産に占める割合は8.0%、一人当たり34万600円でした。その財源別の割合は、税金38.4%、公的医療保険の保険料49.5%、その他12.1%でした。「その他」の大半は患者による自己負担です。このように、日本においては、公的医療保険を中心に医療費を負担しており、患者の自己負担は低く抑えられています。

3. なぜ医療保険が必要なのか？：経済学的視点

通常、私たちが商品を購入したり、サービスを利用したりする場合、その費用を全額支払います。医療も、病気からの回復のために利用するサービスと考えると、自らの欲求を満たすための消費活動という点で、他のサービスと同じです。ではなぜ、医療に関しては医療保険という仕組みを設け、利用する際の負担を低くしているのでしょうか。経済学的視点からは下記のような理由が考えられます（Witter et al., 2000）。

1つ目の理由として、医療の不確実性があります。私たちはいつ病気になったり、けがをしたりするかわかりませんし、その治療費にいくらかかるかわかりません。放っておいて治るものであれば良いのですが、入院や手術が必要となり、高額な医療費を負担しなければならなくなるかもしれません。私たちの多くは、不確実なことをなるべく少なくしたいと考える傾向があります。2つ目は、高額な医療費負担が貧困に陥る原因となり得るということです。世界銀行とWHO（2017）は、世界では医療費が家計の10%以上を占める人口が８億人に上り、その多くが貧困状態に追いやられていると推計しています。３つ目の理由は大数の法則です。人が病気になる確率は様々ですし、病気になった時の医療費の予測は容易ではありません。しかし、大人数になると、誰が病気になるかはわかりませんが、一定期間のうちに何人くらいが病気になり、全体としてどのくらいの医療費がかかるのかがわかってくるので、その準備をすることが可能になります。４つ目は、医療は価値財であるという考え方です。価値財とは、社会的観点から消費が本来的に望ましいと思われる財やサービスのことをいいます。例えば、活動性結核患者の治療費負担を当事者に任せると、経済的理由から十分な治療を受けず、患者本人の病状の悪化や家族や周囲の人々への感染拡大が起こりかねません。そのため、治療費を社会的に負担することで、結核の治療を適切に受けてもらうことが望ましいということです。

そして、最後に、私たちの「他者を思いやる気持ち」です。病気やけがで苦しんでいる人を助けてあげたいと思うのが人情ですし、苦しんでいる人が回復することを嬉しく感じることと思います。同級生や職場の同僚やその家族、同じ地域に住んでいる人に対してはそのような気持ちをより強く持つのではないでしょうか。

このような理由から、私たちは医療費の負担を個々人に任せるのではなく、集団的に負担する仕組みを作っているのです。

4. 日本の医療保険制度

ここからは日本の医療保険制度の変遷と仕組みを概観します（吉村・和田，2008）。

A. 歴史的変遷

(1) 第二次世界大戦終了まで

明治維新後、繊維や鉱山、鉄道などの新たな産業が興り、多くの若者が工場労働者や賃金労働者として働くようになりました。当時の労働は苛酷で、労働者による暴動やストライキも多発しました。このような状況を改善するために、企業のなかには労働者やその家族の傷病や死亡等に対する相互扶助組織として共済組合を作るところがありました。また、政府も1916（大正5）年に民間の工場労働者の保護を目的とした工場法を施行させました。

さらに、1927（昭和2）年にドイツなどの疾病保険制度にならった**健康保険法**が施行され、従業員15人以上の工場または鉱山の労働者を対象に療養の給付が開始されました。大企業は独自に**健康保険組合**を作り、中小企業については国が保険者（政府管掌健康保険）となり、医療保険を運営しました。被用者を対象とした**社会保険（被用者保険）**の始まりです。その後、ホワイトカラーの勤労者も加入できるようになり、公務員や教職員を対象とした共済組合ができるなど、被用者の大半が医療保険に加入できるようになりました。

一方、農村部は、1929（昭和4）年の世界恐慌の影響により経済が疲弊し、医療費を負担できないため、医療を受けたくとも受けられないということが珍しくなく、農村部の人々の健康水準が低下していきました。このような状況に対応するため、政府は1938（昭和13）年に**国民健康保険法**を成立させ、市町村ごとに国民健康保険組合を保険者とする地域ベースの医療保険制度を始めました。当時の日本は軍国主義の道を歩んでおり、農村部は兵隊の重要な供給源でした。国民健康保険法制定の背景には、多くの健康な兵隊を獲得したいという政府の思惑もありました。

(2) 国民皆保険体制達成まで

第二次世界大戦後の混乱から脱し、経済成長が加速し始めた1958（昭和33）年に、政府は**新国民健康保険法**を成立させ、市町村が国民健康保険の保険者となり、被用者保険に加入していない住民すべてを対象とした医療保険を運営することとなりました。そして、1961（昭和36）年に**国民皆保険体制**を達成することができました。

社会保険としての医療保険制度を運営するにあたって重要なことは、加入者を特定し、その人の収入を査定し、適切な保険料を徴収することです。被用者保険については、保険料を被用者の給料から天引きすることができます。しかし、農林水産業や自営業、無職の人々については、特定、査定、徴収が困難な場合もあります。日本では、被用者保険に加入していないすべての人を**国民健康保険**がカバーしており、国民皆保険体制の達成とその維持において、国民健康保険が果たしている役割はとても大きいといえます。

(3) 高齢社会における医療保険

1960年代の高度経済成長を背景に、医療保険制度の改善が図られました。1973（昭和48）年には、当時3割であった70歳以上の一部負担金を税金で負担するという老人医療費無料化が導入されました。また、**高額療養費制度**が導入され、一部負担金に上限が設けられました。老人医療費無料化は、医療へのアクセスを改善した反面、医療サービス利用におけるモラルハザードを引き起こし、老人医療費は高騰しました。このあおりを受けたのが国民健康保険でした。日本では、勤め人として働いている間は被用者保険に加入しますが、定年退職をすると被用者保険から抜け、その人が住んでいる自治体の国民健康保険に加入することになります。そのため、国民健康保険は構造的に高齢化が進みやすく、老人医療費の高騰は国民健康保険の財政を急激に悪化させました。

この問題に対応するために、1983（昭和58）年に老人保健制度が創設されました。70歳以上の一部負担金の復活と、被用者保険の保険者による拠出金と税金によって老人医療費の負担を分担する仕組みが導入されました。しかし、高齢化の進展とともに拠出金が増加したことや、老人保健制度の財政運営責任が不明確であるなどの問題があったため、老人保健制度に代わり、2008（平成20）年に**後期高齢者医療制度**が、75歳以上を対象とした医療保険として創設されました。保険者は都道府県ごとに市町村によって創設された広域連合です。また、同年に、政府管掌健康保険が、全国健康保険協会管掌健康保険（協会けんぽ）に代わりました。それまでは**社会保険庁**が保険者でしたが、社会保険庁の廃止に伴い、**全国健康保険協会**が保険者となり、それまで全国一律であった保険料は都道府県ごとに算定されるようになりました。そして、少子高齢化の進展や人口減少を背景として、市町村によっては国民健康保険を運営することが難しくなってきたため、2017（平成29）年度から、都道府県が財政面の運営を担うことになりました。

B．医療保険制度の仕組み

(1) 保険者の種類

現在の日本の医療保険制度は、大きく分けると被用者保険、国民健康保険、後期高齢者医療制度の3つからなっています。表12-1は各制度の主な保険者の比較を示しています。

表12-1　主な保険者の比較

種類/制度	被用者保険			市町村国保[3]	後期高齢者医療制度
	協会けんぽ[1]	組合健保[2]	共済組合		
保険者数（2020年3月末）	1	1388	85	1716	47
加入者数（2020年3月末）	4044万人	2884万人	854万人	2660万人	1803万人
保険料負担率[4]（2019年度）	7.5%	5.8%	5.8%	10.3%	8.4%
加入者一人当たり平均保険料（2019年度）[5]	10.9万円（23.8万円）	13.2万円（28.9万円）	14.4万円（28.8万円）	8.9万円	7.2万円
加入者一人当たり医療費（2019年度）	18.6万円	16.4万円	16.3万円	37.9万円	95.4万円
公費等負担	給付費等の16.4%	後期高齢者支援金等の負担が重い保険者等への補助	なし	給付費等の50%＋保険料軽減等、前期高齢者医療制度納付金等	給付費等の約50%＋保険料軽減等後期高齢者医療制度支援金

1）全国健康保険協会管掌健康保険　2）組合管掌健康保険　3）2017年度から市町村と都道府県と共同運営することになった。4）加入者一人当たり保険料÷加入者一人当たり平均所得、5）（　）内は事業主負担を含めた値

出典）厚生労働省（https://www.mhlw.go.jp/stf/seisakunitsuite/bunya/kenkou_iryou/iryouhoken/iryouhoken01/index.html）より筆者が抜粋・加筆をした。

図12-1は日本の医療保険制度の仕組みを示しています。被保険者は保険者に保険料を納め、保険者は保険証を発行します。被用者保険の保険料額は、被用者の総報酬に保険料率を掛けて算定されます。**労使折半**といい、保険料額の半分を雇用者が負担することになっています。ちなみに東京都の協会けんぽの2023年度の保険料率は10.0%でした。国民健康保険と後期高齢者医療制度については、被保険者の収入や資産と加入者ごとの定額によって決まります。

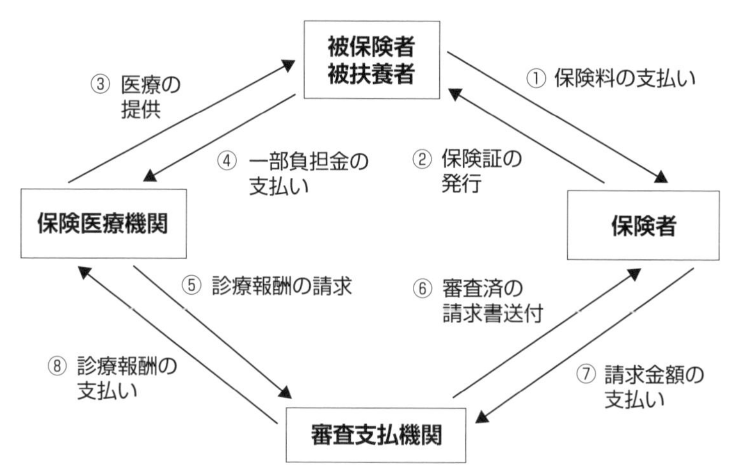

図 12-1　日本の医療保険制度の仕組み
出典）我が国の医療保険（https://www.mhlw.go.jp/stf/seisakunitsuite/bunya/kenkou_iryou/iryouhoken/iryouhoken01/index.html）をもとに、筆者が加筆した。

(2) 診療報酬の算定と支払い

保険医療機関で保険証を提示することで、医療保険による医療を受けることができます。日本の医療機関のほとんどが保険医療機関です。医療保険による診療に対して支払う費用のことを**診療報酬**といい、医療機関における診療の内容をもとに、社会保険診療報酬点数表と薬価基準によって算定されます。前者は、医療機関が保険診療として実施できる医療行為に関する点数表で、1 点 10 円で換算されます。後者は医療保険で処方できる薬品の公定価格表です。実施した医療行為の点数と処方した薬剤価格の合計で金額が決まることから、**出来高払い方式**と呼ばれています。2003（平成 15）年から、急性期の入院医療についてはDPC/PDPSという、入院治療を必要とする疾病の種類ごとに決められた 1 日当たりの包括払いと出来高払いを組み合わせた方式も導入されています。

私たちは、このように算定された診療報酬の一部を医療機関に直接支払います。これを**一部負担金**といい、就学前の子どもと 70〜74 歳は算定された診療報酬の 2 割、75 歳以上は 1 割（一定以上の所得者は 2 割)、それ以外は 3 割となっています。医療機関は、診療報酬の残りの部分を、一月ごとに診療報酬明細書にまとめ、保険者に請求します。その際、各患者が加入する医療保険の保険者に直接請求するのではなく、審査支払機関を介して請求をします。審査支払機関には、被用者保険と後期高齢者医療制度を担当する社会保険診療報酬支払基金と、国民健康保険を担当する国民健康保険団体連合会があります。両者は、医療機関から送られてきた診療報酬明細書を審査し、各保険者に診療報酬の支払を請求します。保険者は、審査支払機関を介して、医療機関に残りの診療報酬を支払います。

(3) フリーアクセスと財政調整

日本では、保険証を持っていれば、全国ほとんどの医療機関で保険診療を受けることができ、診療内容が同じであれば、同額で医療を受けることができます。このことを**フリーアクセス**といいます。しかし、表 12-1 にあるように、保険者によっては加入者の平均医療費が、被保険者が負担している平均保険料よりも高い場合があります。それでもフリーアクセスを確保できているのは、財政的に厳しい保険者に対して、税金（公費）による補填や後期高齢者支援金などの財政調整が行われているからです。

5. 他国の状況

日本では公的な医療保険が中心となり、税金も投入され医療費が負担されています。国によっては、税金や、あるいは民間の医療保険が中心になっていたりします。以下では、前者の例としてイギリス、後者の例としてアメリカ合衆国の状況について述べます。

A. イギリスの仕組み

イギリスでは、**国民保健サービス**（National Health Service: NHS）が、イギリスの居住者全員を対象に、治療だけではなく、予防医療やリハビリテーションも含めた包括的な保健医療サービスを提供しています。2020 年の総医療費は 2,576 億ポンド（約 36 兆円）、対国内総生産比率は12.0％、一人当たり3,840ポンド（約54万2,000円）でした（Office for National Statistics, 2022）。

居住者は**一般医**（General Practitioner：GP）に登録し、医療を利用する場合は、まずそのGPがいる診療所を受診します。患者に検査や入院が必要な場合、GPは患者を病院に紹介します。そのため、GPはイギリスの医療システムのゲートキーパー（門番）としての役割も果たしています。ただし、緊急の場合は、GPの紹介なしに病院の救急外来を受診できます。また、GPの診療時間外に受診できるウォークインセンターが設置されています。薬については、GPが処方箋を発行し、薬局が患者に薬を支給します。

受診時の患者の自己負担はありませんが、薬については処方1件につき9.35ポンド（約1,300円）を支払う必要があります。ただし、16歳未満、60歳以上、出産前後の女性、低所得世帯の者は免除されています。2019年の処方件数のうち、自己負担をした割合は約11％でした（厚生労働統計協会, 2022）。診療所へは、①登録された患者数に応じた包括報酬、②GPが得意分野の医療に対する追加的報酬、③糖尿病等の指定された疾患の管理や診療所の環境改善などの成果に対する報酬、が支払われます。病院へは、HRG（ヘルスケアリソースグループ）という診断群ごとに設定された価格に基づき支払いがされています（健康保険組合連合会, 2012）。

財源は税金が83.7％、民間保険の保険料が2.2％、その他（一部負担金を含む）14.1％でした（OECD. Stat, 2022）。保健省からNHS内の組織であるNHSイングランドや統合的ケア委員会（Integrated Care Board）に配分された予算から各医療機関に診療報酬が支払われます。

B．アメリカの仕組み

2019年のアメリカの総医療費は3.8兆ドル（約418兆円）、国内総生産に占める割合は17.7％、国民一人当たりの医療費は1万1,582ドル（約127万円）と、世界的にも突出しています（CDC, 2023）。アメリカでは、公的医療保障制度である**メディケア**、**メディケイド**、

児童の医療保険プログラムと、民間医療保険によって医療費を負担しています。2021年時点で、各制度の加入者の割合は、メディケア14.3%、メディケイド（含む児童の医療保険プログラム）21.1%、民間医療保険54.6%、軍1.3%、無保険者8.6%でした。国民全員を対象とする統一した医療保険制度は存在せず、国民皆保険体制には至っていません（Henry J Kaiser Family foundation［a］）。

(1) 公的医療保障制度

メディケアは、連邦政府による65歳以上の高齢者と障害者を対象とした制度です。入院医療を対象とするパートAは原則強制加入で、その財源は社会保障税です。外来医療（パートB）や外来処方薬剤給付（パートD）は任意加入で、その財源は保険料と税金です（島崎，2013）。患者は一部負担金を支払わなければならず、長期の入院が必要な場合などは、その負担が過重になる可能性もあります。**メディケイド**は、州政府による子ども、高齢者、障害者がいる低所得世帯を対象とした制度で、加入者は病院の入院、外来、介護ケア施設サービス、在宅医療、歯科診療、健康診断などを受けることができます。財源については、連邦政府も拠出をしています。

児童の医療保険プログラムは、メディケイドの対象にはならないが、民間保険を購入することができない低所得世帯の子どもと妊産婦に対して、州政府が提供する医療保険です。入院、外来、予防接種、救急外来を受けられ、医療費は州政府と連邦政府が負担します。

(2) 民間医療保険

民間医療保険には様々な種類があります。加入するプランにより保険料、給付対象のサービス、自己負担額が大きく異なります。企業が従業員に対して医療保険を提供するのが一般的ですが、従業員50人以上の企業では97.3%が従業員に医療保険を提供していたのに対して、50人未満では31.9%と低く（Henry J Kaiser Family foundation［b］）、すべての被用者が医療保険に加入できるというわけではありません。また、保険料が高いため、個人で医療保険に入ることも容易ではありません。

オバマ前大統領が主導した医療制度改革、いわゆる**オバマケア**により、無保険者の割合は低下しましたが、2017年に就任したトランプ大統領はオバマケアの撤廃を目指していました。しかし、2021年にバイデン民主党政権誕生後、オバマケア拡充への取り組みが再開されています。

C. ユニバーサル・ヘルス・カバレッジ

日本やイギリスなど先進国の多くは国民皆保険体制を達成できていますが、医療技術の高度化や人口の高齢化による医療費の高騰に対応するために、より効率的な保健医療サービスの提供や国民の健康寿命延伸が求められています。一方、低中所得国の多くは、まだ国民皆保険体制の達成には至っていません。

2005年、WHOの世界保健総会で、すべての人々が保健医療サービスにアクセスができ、その支払いのために経済的危機に陥らないために、**ユニバーサル・ヘルス・カバレッジ（UHC）**を達成することが採択されました（WHO, 2010）。持続可能な開発目標（SDGs）にもUHCの達成が掲げられ（UN, 2019）、多くの国で国民皆保険体制の実現を目指し、総医療費に占める社会保険や税金などの公的財源の割合を高めていくための取り組みが実施されています。

推薦図書

◎**厚生労働統計協会『国民衛生の動向 2022/2023』「厚生の指標」8月増刊**（厚生労働統計協会，2022）
医療保険の略歴や現行の仕組みが簡潔にまとめられている。

◎**吉原健二・和田勝『日本医療保険制度史（第3版）』**（東洋経済新報社，2020）
明治初期から現在に至るまでの日本の医療保険の発展の歴史が詳細に解説されている。

◎**島崎謙治『医療政策を問いなおす』**（ちくま新書，2015）
国民皆保険の今後について考えるうえでの論点が整理されている。

◎**池上直己『日本の医療と介護』**（日本経済新聞出版社，2017）
現在の医療保険と介護制度の仕組みや課題がわかりやすく述べられている。

第13章
健康のためによい環境を作る

渡辺知保

1. なぜ環境に目を光らせる人が必要なのか

私たちは日常、身の回りの環境に結構気を使っていて、部屋の中が汚れてくれば掃除をするし、冷蔵庫や台所で古くなった食品は廃棄します。家の中にも、掃除機・エアコン・空気清浄機・浄水器など周囲の環境を「整える」ための道具があるでしょう。こうした行動や道具で環境を「整える」のは、快適に生活したい、健康に過ごしたいという、国・地域・時代を超えた動機に支えられているからといってよいでしょう。既に第9章で学んだ通り、この動機を共有しているはずの人間が作る社会で、過去に環境破壊・汚染が起こってきました。本章では、過去の環境破壊・汚染や、現在、地球規模で起こっている環境変化への対処や、その計画について考えます。特に、そのような対策を行うのが国や自治体、ある時は企業であったのはなぜか、個々人の役割は何か、という点についても考えます。

2.「公害」における環境汚染の原因と対策

日本で**公害**が問題となったのは20世紀の中頃、高度経済成長期と重なります。現在、急速な経済発展を遂げている国々においても公害に類似した環境汚染が大きな問題です（後述）。このように、公害の発生が急速な経済発展の時期としばしば重なるのは事実ですが、両者の結びつきは必然的ではなく、経済発展が緩やかな時代にも公害に類似した環境・健康問題が存在したことも指摘されています（安藤，1992）。

典型的な公害では、人々が日常的に接する水や大気の汚染により、環境から健康に直接影響が及ぶことが、この後で扱う**地球規模の環境問題**と比べた際の特徴です。この場合、汚染をなくすこと、汚染に接しない仕組みを作ることの2つの解決策が考えられます。

A．水の汚染と対策

日本のいわゆる四大公害のなかで、**水俣病**（第二水俣病［新潟水俣病］を合わせると2件）・**イタイイタイ病**は、企業活動（経済活動）に伴う重金属による水の汚染が原因でした。前者では湾（とその周辺）、後者では河川が汚染され、それぞれ湾に棲む魚介類、河川で灌漑される水田のコメを食べることにより、原因物質が周辺地域に暮らす人たちの体に取り込まれました（なお、このように原因物質に人々が接することを「**曝露**（ばくろ）（exposure）」と呼びます。これは化学物質に限らず、暑さや騒音、ウイルスなどについても使う言葉です）。世界的にみて、日本人は魚・コメともに消費量が多く、似たような食文化を持つ国々のなかでもいち早く経済発展し、工業的な汚染が起こりやすかった、といった背景によって、これらの公害病は英語としても定着するくらいに世界に知れ渡るものとなりました。

いずれの公害病も、行政と専門家（科学者）、さらには企業の研究者によって、特定の企業から周辺の水域に放出された化学物質が原因であることが解明され、化学物質の排出が起きないようにするための対策がとられました。ただし、企業あるいは監督責任のある行政が長らく解明に消極的で、公式に責任を認めるまでに長い年月を要したことは、歴史の汚点として指摘しておきたいと思います。

［1］水俣病

水の動きが比較的少なく、湖や沼などの閉鎖性水域に近い水俣湾がメチル水銀で汚染されたため、湾内の魚介類も汚染されました。県は湾内の漁獲を禁止し(1958年)、湾を外洋から仕切ったうえで、湾内で漁師が獲った魚を原因企業に買い取らせました。湾内の底質(水底の泥)に高濃度のメチル水銀が蓄積したため、汚染された底質を浚渫(しゅんせつ)し、埋め立てる大規模な事業も行われました。このような努力で湾内の環境は改善され、そこで獲れた魚介類を市場に出せるようになりました(1997年)。一方、国によって認定された患者には、一時金や医療費などが支払われ、後にこの補償の対象は、未認定でも一定条件を満たす人にまで拡張されました(立本・日高, 2010; 原田, 1972)。

しかし、これらの諸対策が迅速に行われたわけではありませんでした。湾内の魚が再び市場に出回り、患者らによる訴訟が一応の決着をみたのは、初めて患者が報告された1950年代半ばから40年以上後のことでした。個々の被害者の人生を考えた場合、それはあまりに長い時間であり、和解が成立しても被害者の健康が取り戻せたわけではありません。

水俣の事件が引き金となって、世界的にも化学物質の有害性に関する研究が進み、メチル水銀やPCBなどの有害物質が食物連鎖を通じて濃縮されたり、症状が比較的軽い妊婦から生まれてきた子どもに重度の障害があったり、という現象の存在が広く知られるようになりました。特に食物連鎖が何段階にも連なる水生生態系では、水俣のような顕著な人為的汚染がなくても、食物連鎖の上位にある肉食魚などで水銀が高濃度に達する可能性が指摘されました。

そこで1980年代以降、魚やクジラを多食する集団を対象として、10年以上にわたる複数の小児コホート研究が実施されました。研究結果を受けて、日本では厚生労働省が、妊娠中の女性は水銀を蓄積しやすい特定の魚種を高頻度で食べないようにという注意を出しました(2003年)。2013年、環境中に存在する水銀の量を増やさないために「**水銀に関する水俣条約**」が結ばれ、各国は条約に沿う取り組みを行っています(**第9章**, p.101参照)

[2] イタイイタイ病

富山県神通川下流域で発生したイタイイタイ病は、岐阜県で古くから操業していた鉱山の廃液に含まれていたカドミウムが原因で、健康被害の存在は20世紀初頭から知られていました。廃鉱石を積み上げた場所から流出する廃水が河川を汚染し、河川から灌漑していた水田を通じてイネが汚染され、これを食べていた住民に**イタイイタイ病**が発生しました。カドミウムによる環境汚染は、他のアジア諸国でも広く認められていますが、日本ほど高度で大規模な汚染は起こってはいないものと思われます。

水俣病への対応策と同様、カドミウム汚染地域の水田で収穫されたコメを、原因企業が買い取る制度が作られました。また、カドミウム汚染米が市場に出回らないよう、市販するコメのカドミウム濃度に制限値が設けられ、これを超えたコメは政府が買い上げました。さらには、神通川流域を含む全国の汚染地域において、水田の客土事業が実施されました。また、汚染地域住民の健康診断が1970年代に開始され、現在も環境省によって継続されています。客土以外にも、カドミウムを吸収しにくいコメの品種が開発されたり、水田の水の管理方法（湛水状態）を工夫して、カドミウムの吸収率を下げる方法が提案されたりしています。カドミウムは様々な食品に一定量含まれ、微量でも毒性を発揮する可能性が否定できず、アジアに限らず世界的にも汚染物質として注意が喚起されています。

B. 大気の汚染と対策

石油化学工業を大規模に営む「コンビナート」から排出されるガス、特に刺激性の強い硫黄酸化物が引き起こした「**四日市ぜんそく**」は四大公害病のひとつに挙げられています。実際には、四日市以外の多くの地域でも大気汚染は起こっていましたし、欧米ではそれ以前から、自動車排気（ロサンゼルスなど）や冬季の暖房（ロンドンなど）による大気汚染が知られていました。

世界各地でみられる大気汚染の多くは、石炭・石油などの**化石燃**

料を燃やすことで起こっています。したがって代表的な**大気汚染物質**は、化石燃料の主要成分に由来する硫黄酸化物、窒素酸化物、一酸化炭素、オゾンに加えて、浮遊粒子状物質（$PM_{2.5}$などを含む）、大気中の微小な液体・固体の粒であるエアロゾルを挙げることができます。やや特異なものとしては、日本でも1970年代頃に大問題となった鉛による大気汚染があります。これはエンジンの回転をスムーズにするためにガソリンに添加された鉛が排気ガスに混じって放出されたもので、有鉛ガソリンの使用禁止により、日本は世界に先駆けて改善を実現しました。また、二酸化炭素は古典的な大気汚染物質には含まれていませんが、現代の環境保全を考えるうえで軽視できないことはご存知でしょう。

燃焼は、火力発電所をはじめ、エネルギーを利用する様々な産業（工業）の現場、内燃機関に頼る交通・輸送の現場、一般家庭での暖房・調理の現場で起こります。したがって、大気汚染を軽減するには、汚染物質の発生現場を見極めて、それに応じた対策をたてる必要があります。「四日市」の場合は、工場から出される廃ガスの濃度や総量を規制する法律が作られるとともに、廃ガスの処理工程にも技術的な改善が加えられました。交通が原因の場合には、自動車排ガスの有害成分濃度に規制が設けられ、規制に合致するような排ガス処理装置の装着が義務付けられました。都市中心部への自動車の乗り入れ規制も対策のひとつです。

これらの法的規制と技術的な改善により、日本をはじめとする多くの先進国において、大気の質は1970～90年代にかけて著しく改善されました。しかし、窒素酸化物やディーゼル排気に含まれる微粒子の対策には長い年月を要した他、1970年以降、健康被害が報告されてきた光化学オキシダント、オゾン、$PM_{2.5}$による汚染には、現在の日本でも十分に対応できていない状況です（環境省, 2019 a）。燃焼以外が原因の大気汚染としては、耐火剤として建築物に大量に用いられたアスベストやスパイクタイヤ粉塵の問題が1980年代にクローズアップされ、1990年代には、ゴミ焼却の過程で発生するダイオキシン類、トリクロロエチレンなどの有機溶剤、ホルムアルデヒドなどの揮発性有機化合物などの諸問題（立木・日高, 2010）が次々と浮上し、様々な技術的対処と法の整備が行われてきました。

C．環境汚染の世界的な現状

上記のように、古典的な公害問題は、主として法的な規制と技術的な改善との組み合わせによって対処されてきました。日本や他の先進国でこのような古典的公害問題が再び発生する可能性は小さく、既に歴史上の出来事と考える人も多いと思いますが、それは法的規制や汚染防止技術が機能しているからこそでしょう。一方、近年、途上国を中心に、古典的公害に類似した問題が目立つようになり、2017年には、著名な医学ジャーナルである「The Lancet」誌が「汚染と健康（Pollution and Health）」という特集で世界の現状を紹介しました（Landrigan et al., 2018）。それによると、2015年の年間統計で、世界ではすべての死因による死亡者数の6分の1にあたる900万人が「環境汚染」によって死亡し、このうち700万人が大気汚染による死亡と推定されています。この数値は2019年のデータを用いて再解析され（Fuller et al., 2022）、大気汚染による死亡がわずかに減少したことを除いてほぼ不変でした。この数はエイズ・マラリア・結核という3大疾患による死者数の合計を上回っており、死亡の大半が途上国で起こっていると報告されました。

途上国における大気汚染には2つの特徴があります。第一の特徴は、多くの途上国では、室内で薪を燃やしたり、煙突がないストーブが暖房に用いられたりしているため、室内空気の汚染が深刻であることです。第二は交通に起因する大気汚染が多いことです。これには、公共交通が未発達、交通ルールも未整備で大都市の交通渋滞がひどく、車自体も旧式で整備不良などの事情があります。各国の政府は、先進国からの援助も取り付けながら対策を講じてはいますが、高度経済成長期の日本に似て、経済成長と環境配慮のバランスを欠く状況もあり、思うようには改善していません。水質汚染についても、法的規制はあっても効果的に施行されていない、処理施設はあるのに稼働していないといった、技術あるいは人的資源の不足が解決の障害となっています。

3.「地球規模の環境問題」における環境の汚染と対策

A. 代表的な地球規模の環境問題

地球温暖化という言葉は、日本では1980年代からメディアに登場し始め、この頃から様々な地球規模の環境問題に関心が向けられるようになりました。**地球規模の環境問題**（以下、地球規模課題）には、文字通り地球規模の物理スケールの問題から、小規模の問題が世界各地で多発しているものまでが含まれます。いずれのタイプでも個々の国の努力のみでは解決が難しく、国を越えた情報交換が有用であるため、国際的枠組みでの取り組みが始まっています。

地球規模課題のなかで、国際的取り組みが最も早く進んだのがフロン類（CFCs）による成層圏オゾン層の破壊への対策で、1987年に採択された**モントリオール議定書**に基づき、フロン類の製造・使用・流通が規制され、順次、全廃に向けて規制が強化されました。その結果、オゾン層はゆっくりと回復しつつあると報告されていますが、破壊が急速に進む前（1980年頃）の厚さに復帰するのは21世紀中盤頃と見込まれており（WMO・UNEP, 2018）、対策の決定から問題解決までおよそ80年を要することになります。

温暖化を含めた「**気候変動**（climate change）」については「**気候変動に関する政府間パネル**」（IPCC）という組織が1990年から数年おきに評価報告書（[環境省, 2019 b] に要約あり）を出し、さらにCOP（コップ：気候変動枠組条約の締結国会議）も1995年以来ほぼ毎年開かれています。第21回COP（2015年）では、気温上昇を2℃以下に抑えることを定めた**パリ協定**が採択され、これに沿って各締結国がCO_2排出の削減対策を進めています。しかし、現実は楽観を許さず、新型コロナウイルスの影響で世界的に経済活動が落ち込んだ2020年を含め現在（2023年）も大気中CO_2濃度（全球平均値）は依然として上昇し続けています。

生物多様性については、1992年に生物多様性条約が採択され、こちらも条約締結国による会議（COP：気候変動のCOPとは異なる）が開かれ、第10回COPで、多様性を守るための具体的行動目標を定めた「愛知目標」が掲げられました。これを実現する組織として、気候変動におけるIPCCに相当する「生物多様性及び生態系サービスに関する政府間科学－政策プラットフォーム」（IPBES）が設立（2012年）され、活動しています（環境省, 2016）。2022年、第15回COPにおいて愛知目標の後継として、2030年までの達成目標を掲げた「昆明・モントリオール生物多様性枠組み」が採択されました。

2009年にスウェーデンの気候学者らを中心とする研究者グループが、私たちが注意を払うべき地球規模課題は、他にもあるという警告を科学雑誌「Nature」に発表、2015年にこれをアップデートしました（Steffen et al., 2015）。彼らによれば、地球の持続可能性を確保するには、気候変動を含む9領域についてそれぞれ超えるべきではない限界値があると推定され（例えば、大気中のCO_2濃度は350 ppmを超えるべきでない。ただし現在は400 ppm以上）、これらを「プラネタリー・バウンダリーズ」（直訳すると“地球の境界値群”）と呼んでおり、SDGsの目標達成にあたって考慮すべき重要な枠組みにもなっています（ロックストローム他, 2018）。2022年時点で、9領域中6領域でこの限界値を超えてしまっていると推定されています（Wang-Erlandsson et al., 2022）。

B. 地球規模課題解決のバリアー

私たちが直面している地球規模課題、特に気候変動問題には迅速な対応が迫られていますが、現在のところ十分なスピードで進んでいるとはいえません。その原因は政治的・経済的・社会的な要素も含めて多岐にわたりますが、ここでは、地球規模課題解決への行動を難しくしていると思われる2つのポイントについて考えてみます。

大気中CO_2濃度が約1％に上昇すると人間は初めて「不快感」を感じますが、温暖化で問題となっているCO_2濃度は400 ppm（0.04％）程度ですから、その変化を「実感」することはありません。CO_2濃度の上昇と地球温暖化や異常気象をつなげて考えることは「頭の中」だけで可能であり、汚染ならびにその影響が「実感」された古典的な公害問題とは異なります。これが第一のポイントです。

第二のポイントは、地球規模課題においては、既に起こった問題の解決ではなく、将来起こり得る問題の回避が重要という点です。フロンの例のように、対策の効果が現れるのに何十年もの時間がかかる場合、影響が現れてから対策を取るのでは遅すぎるでしょう。また、生物多様性の問題では、一度絶滅した生物種を復活させることは現代の生命科学の技術でもまだ不可能です。さらに「前倒しの対策」が成功した場合、問題が回避されるため、対策の成功も「頭の中」だけで理解され、実感されることはありません。

つまり、地球規模課題は「感じられず」「いまだ見ぬ」段階で対策する必要があり、対策の成功も「実感」されないというところに、公害を含む過去の環境問題と比較した場合の大きな違いがあります。このような問題に取り組むには、①精度の高い将来予測、②「実感されない」段階での対策の必要性の認識が重要といえそうです。①は科学者の役割、②は（政策決定者や科学者を含む）一般市民の役割であり、どちらが欠けても有効な対策は実施できず、科学者・市民・政策決定者の間で情報と認識が共有される必要があります。

C．地球規模課題と私たちの健康
：気候変動と生物多様性を例として

地球規模課題と私たちの健康とはどのように関連するのでしょうか。気候変動を例にとれば、温暖化によって熱中症にかかる人が増加する、集中豪雨などによる洪水で感染症が起こったり慢性疾患を持っている人の症状が悪化したりする、感染症を媒介する動物の生息域が広がって罹患者数が増える、などの影響が想定されています（中央環境審議会他，2015）。環境疫学の専門家は、予測される気候のもとで生ずる健康被害の種類と量とを推定し、政策決定者は、推定された健康被害の大きさを踏まえ、一般市民とも協議しつつ政策を決定することになります。

生物多様性と健康とのつながりはさらに複雑です。例えば、病原体を運ぶ蚊やダニのように、人間の健康に対して有害な種がいます。また、ツーリズムを生業とする人にとって、気候変動や外来種の侵入による観光の目玉となる動物や植物の減少は、その人の生命や健康を脅かしはしなくても、やはり「死活問題」です。これらの「有害種」への最適な対策立案には、それぞれの種が生態系において果たす役割をある程度でも理解しておく必要があるでしょう。

4. 誰が環境を「作る」のか

最後に、環境課題に取り組む（べきな）のは誰なのか、という最初の問いに戻りましょう。冒頭に述べた通り、ほとんどの人は、理由がなんであれ、また意識するしないに関わらず、「身の回りの環境」については、少なくとも自分が健康で快適に生活するための水準を自分で維持しようとしているでしょう。

「公害」問題では事情が変わってきます。多くの公害は、企業が企業利益を優先し、環境汚染を放置した結果として起こっています。汚染地域の住民が、何らかの異常に気がついても、その原因を自力で見出し解決するのは容易ではありません。責任企業はもちろんのこと、環境を見張り、原因を解明し、必要な対策を講ずるには行政と研究者の協力が不可欠であることは、過去の事例も示しています。

「地球規模課題」になると、特定の企業の努力や、行政と研究者の協力だけでは根本的な解決には至らず、社会全体で認識を共有したうえで、ライフスタイルの変革や、税金・経済など社会の仕組みの変更などを進めることが必須です。自分たちの住みかである地球の環境は自分たちできれいにする必要があります。しかし、前述のように地球規模課題は、結果に不可逆性がある（種の絶滅、tipping pointの存在）のに“環境の劣化”が実感されにくい、スケールが大きい故の「慣性」とプロセスの「複雑性」のために個々の対策と結果の結びつきがわかりにくい、などの点で自分の部屋の掃除とは違い、努力目標がみえにくいという大きな問題があるように思います。

これまでの環境－健康問題の多くは、新たな技術や科学が社会生活、あるいはそれを含む生態系を変えた結果として起こってきており、技術・科学がベネフィットとリスクの両面を持つことを認識しておくべきでしょう。現在、全人類の80％は人工的な照明で明るくなった夜空の下に住み、3分の1以上は明るすぎて天の川をみることもできない（人類共通の文化に接し得ない）と推定されています。明るい夜空は、生物の日周リズムを乱し、様々な疾患リスクを増加させるとも懸念されています。最近、アメリカ全土の女性看護師11万人の9年間に渡る調査から、居住地域の緑が豊富であると死亡率が低かったことが報告されています。照明で夜を明るくすることも、緑を切り拓いて都市を広げるのも人間の行動であり、それは社会の「好み」を反映します。その意味で、我々は自分たちの健康に大きな影響を与える環境を自ら作っている（Soga & Gaston, 2016）ことを意識すべきでしょう。

推薦図書

◎マイヤーズ，S. 他／長崎大学監訳・河野茂総監修『プラネタリーヘルス——私たちと地球の未来のために』（丸善出版，2022）

地球の健康と人間の健康とが相互に依存するダイナミックな関係であることを強調し、プラネタリーバウンダリーズやSDGsの視点も取り込んだ新しい枠組みであるプラネタリーヘルスを幅広い角度から解説している。

◎門司和彦・安本晋也・渡辺知保編『エコヘルス——21世紀におけるあらたな健康概念』別冊・医学のあゆみ（医歯薬出版，2014）

環境と健康との関係について、従来の環境保健学の立場（環境要因→健康）とは若干異なる双方向的な視点から解説した論文集。

◎渡辺知保・梅崎昌裕・中澤港他『人間の生態学』（朝倉書店，2011）

人間の生態と環境との関係についての大学院レベルの教科書。取り上げる話題は健康に限らないが、健康に関する章あるいは健康に関して言及した章は多い。

◎Millennium Ecosystem Assessment編／横浜国立大学21世紀COE翻訳委員会責任翻訳『生態系サービスと人類の将来——国連ミレニアムエコシステム評価』（オーム社，2007）

国連が2001～2005年に実施したミレニアム生態系評価の報告書。20世紀後半における人類の福利と生態系の変化との関連を解析したもの。

第14章
ヘルスプロモーションとメンタルヘルス

助友裕子

1. 健康課題の解決をリードする専門家は誰か

あなたがいま学んでいることを、将来、社会のなかで実現しようとした時、そのことに協力してくれる仲間はどこにいるでしょうか？ 中学や高校時代の友人は、いまどのような道に進んでいますか？ どのような学部・専攻の友人が、あなたに協力してくれそうですか？

人生100年時代といわれるようになった日本の現代社会には、がん、心臓病、脳血管疾患などの**非感染性疾患**（Non-Communicable Diseases：NCDs）ならびに精神疾患や自殺といった**メンタルヘルス**の問題があります。このような健康課題の背景には、個人の生活習慣はもちろんのこと、それを規定する様々な要因が複雑に絡み合って影響を及ぼしています。したがって、あなたの専攻している分野だけで健康課題を解決するには限界があります。

そこで本章では、このような健康課題の解決に向けた戦略である**ヘルスプロモーション**の考え方を紹介します。

2. ヘルスプロモーション

人々の健康状態は、医療のコントロール下にあると考えられていた時代から、人々自身がコントロールし、時として人々の物理・社会的環境に働きかけることでもコントロールすることができると考えられるようになりました。このような考え方を、図 14-1 のようなイメージ図で説明することができるのが、ヘルスプロモーションです（島内，1987）。

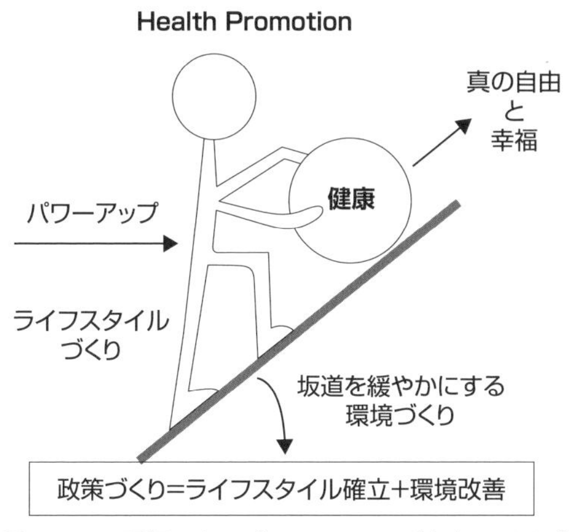

図 14-1　図解ヘルスプロモーション（島内，1987）

一個人が、坂道でその個人なりの健康課題を持ってボールを押し上げているとします。どのような工夫があれば、さらに上方へ押し上げることができるでしょうか。活動的に過ごす、バランスのとれた食生活を送る、適度な休養をとる等、生活習慣の改善で力をつけることが考えられます。しかし、すべての人が同じ力を持っているわけではありません。子ども、高齢者、障害を持った人々等、自力でボールを押し上げることに限界のある人もいます。その場合、坂道を緩やかにするなど環境を変えることで、結果的に上方へ向かうことができるようになるでしょう。

このように、ヘルスプロモーションは、個人だけでなく環境へも働きかけることで、健康課題を解決しようとする戦略なのです。

A．ヘルスプロモーションの定義

世界保健機関（WHO）は、1986年、カナダのオタワで第1回ヘルスプロモーション国際会議を開催しました。ここで採択された**オタワ憲章**をもとに、その19年後の第6回会議で示された**バンコク憲章**で、ヘルスプロモーションは、「自らの健康とその決定要因をコントロールし改善することができるようにするプロセスである」と定義されました（WHO, 1986；2005）。

B．健康のための前提条件：鍵概念と活動方法

一生涯を通じて自身の健康状態が一定であるという人は、そう多くはないものです。それは、なぜでしょうか？ 加齢はもちろんのこと、他にも人々の健康状態を規定する要因があるからです。例えば、平和、住居、教育、食物、収入、安定した生態系、持続可能な生存のための資源、社会的公正と公平性等が、健康のための前提条件として**オタワ憲章**で示されています。

ヘルスプロモーションでとるべき行動は、5つの鍵概念で説明することができます。①とにかく大切なことは声をあげたり他の人々にみえるようにしたりすること（唱道）、②ヘルスプロモーション活動にお金をつけること（投資）、③人々が健康になろうとする力（**ヘルスリテラシー**）を上げること（能力形成）、④規則を健康にとって良いものへと変えること（規制と法制定）、⑤健康課題を解決するために様々な分野・組織が協力すること（パートナーと同盟）です。

5つの鍵概念をもとに、健康的な公共政策を確立すること、支援的な環境を創造すること、コミュニティの活動を強化すること、個人的なスキルを向上させること、ヘルスサービスの方向転換を図ることが、ヘルスプロモーション活動とされています。

C．様々な健康観

ヘルスプロモーションを日本に紹介した島内（2007）は、人々には人々なりの健康に対する考え方があるとし、表 14-1 のような素人の健康観をまとめました。WHO でも身体的・精神的・社会的にすべてが満たされた状態（well-being）であると、健康を定義しています。人々の健康観を理解したうえで、健康課題の解決を支援するという視点を持つことが大切です。

表 14-1　素人の健康観（島内，2007）

①幸福なこと
②心身共に健やかなこと
③仕事ができること
④生きがいの条件
⑤健康を意識しないこと
⑥病気でないこと
⑦快食・快眠・快便
⑧身体が丈夫で元気がよく調子がよいこと
⑨心も身体も人間関係もうまくいっていること
⑩家庭円満であること
⑪規則正しい生活ができること
⑫長生きできること
⑬人を愛することができること
⑭何事にも前向きに生きられること

また、公衆衛生では、集団の健康状態を把握することを必要とします。1986 年のオタワ憲章採択前後、ヘルスプロモーションをまちレベルで実践しようと、1985 年にヨーロッパで**ヘルシーシティズプロジェクト**が始まりました。このプロジェクトでは、性や年齢などの人口統計学的な指標、罹患率や死亡率や喫煙率などの保健統計指標だけでなく、ストレス、失業率や文化的水準、ひいては地域活動への参加頻度といった指標も用いられました（Ashton et al., 1986）。集団の健康状態を把握する際は、ヘルスプロモーションに関わる人々の間で話し合って、その指標を決めるとよいでしょう。

3. ヘルスプロモーションとメンタルヘルス対策

A. 健康日本21

ヘルスプロモーションを具現化した日本の健康づくり対策は、**健康日本21**と呼ばれます。1978年の第一次国民健康づくり対策や1988年の第二次国民健康づくり対策（アクティブ80ヘルスプラン）からの流れをうけ、2000年に第三次国民健康づくり対策として開始されました。それが2013年に改訂され、引き続き第四次国民健康づくり対策として進められています。

2000年当初の健康日本21では、ライフステージに応じた健康課題に着目し、壮年期に亡くなる国民を減少させるとともに、**健康寿命**を伸ばし、生活の質を向上させることを目的としていました。そして、一次予防に重点を置き、その環境を整備できるようにしました。2002年に制定された**健康増進法**も、健康日本21の推進を後押ししました。2013年に改訂された健康日本21（第二次）では、地域や生活環境の違いによって生じる**健康格差**を縮小させることが新たな方針として掲げられました。

健康日本21は、アメリカの「Healthy People」という国民健康づくり対策にならい、個別分野ひいてはそれぞれに数値目標を設定し管理することを特徴としています。具体的には、食生活・栄養、身体活動・運動、休養・こころの健康、たばこ、アルコール、歯科、糖尿病、循環器病、がんといった一次・二次予防からなる9つの分野から成り立っています。

B. 性別・年齢別にみた日本人の生活習慣の状況

図14-2～図14-3は、喫煙、身体活動といった生活習慣の状況について、性別・年齢別に表したものです（厚生労働省, 2020）。生活習慣は、生活の仕方そのものであり、がんや血管疾患等の病気のなりやすさ（**リスク**）に強く影響します。それぞれ、リスクを高める生活習慣を送っている人が多い性や年齢階級があります。どのよ

うな生活背景が関わっているのか、考えてみましょう。

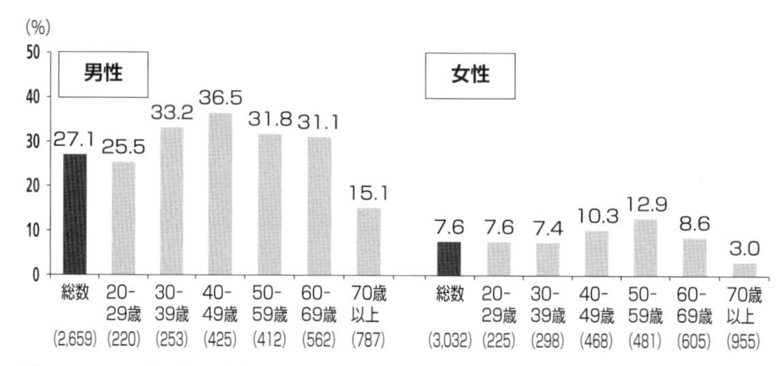

図 14-2　習慣的に喫煙している者の割合［20 歳以上、性・年齢階級別］（厚生労働省，2020）

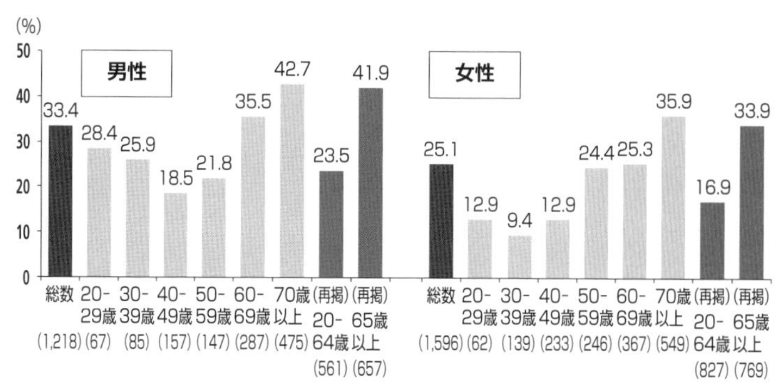

図 14-3　運動習慣のある者の割合［20 歳以上、性・年齢階級別］（厚生労働省，2020）

C．メンタルヘルス対策のターゲット

現代の日本では、生活様式の変化により人々の生活習慣が変化するだけでなく、ストレス等が増え心の病が広がっています。年間の自殺者数が3万人を超えた時期が10年以上続きました(図 14-4)。

2006 年には**自殺対策基本法**が成立するなど、メンタルヘルス対策は国にとっても重要課題です。自殺者の大半に、心の病気があることが知られています。心の病気は、本人が苦しんでいても、周囲からはわかりにくいという特徴があるため、周囲の理解が必要です。

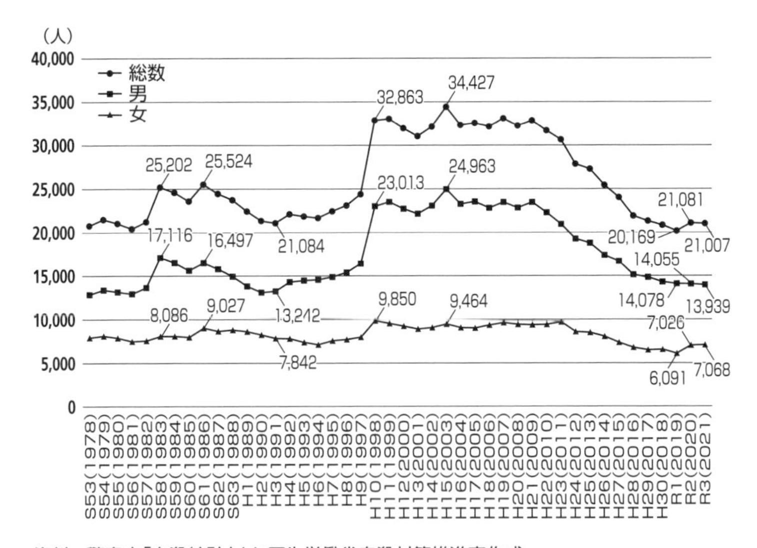

資料：警察庁「自殺統計」より厚生労働省自殺対策推進室作成

図 14-4　自殺者数の推移［自殺統計］（厚生労働省，2022）

[1] 若者のメンタルヘルス

現代社会では、地域社会での人間関係が希薄になり、そこで育った子どもや若者が人間関係をうまく作れないことが多くなっています。令和 4 年版自殺対策白書（厚生労働省，2022）によると、10 代の自殺者数は、近年増加傾向です。厚生労働省では、パニック障害、摂食障害、うつ、不安障害（対人恐怖）、統合失調症といった心の病気について、若者向けにインターネットで解説したり、相談方法を紹介したりしています。心の不調は誰にでもありますが、それが長く続く時や心の病気が心配な時には、早めの対処が大切です。

[2] 労働者のメンタルヘルス

雇用形態や管理の仕方が急速に変わりつつある社会のなかで、働く人に**心の病**が広がっています。精神障害等による労災申請の件数は年々増加し、かつての脳疾患や心臓疾患等によるものから**精神疾患**がこれを上回るようになりました（厚生労働省，2018）。このような社会情勢の変化をうけ、2014 年に労働安全衛生法が改正され、労働者の心理的な負担の程度を把握するための検査（**ストレスチェック**）が事業者に義務づけられるようになりました。2019年には**働き方改革関連法**（働き方改革を推進するための関係法律の整備に関する法律）が施行され、長時間労働の是正等が順次実施されました。

[3] 発達障害

発達障害の人が感じている生きにくさの背景には、先天的な脳の認知機能が定型発達の人たちと異なるということがあります。2004年に成立した**発達障害者支援法**では、発達障害を自閉症、アスペルガー症候群その他の広汎性発達障害、学習障害、注意欠陥多動性障害、その他これに類する脳機能障害であって、その症状が通常低年齢において発現するものと定義しています（図14-5）。

こうした障害の特性を本人や周囲が理解し、本来の力を生かせるようにすることが大切です。学齢期の教育では、通常の学級と特別支援学級間の交流および共同学習が推進されたり、発達障害児への合理的配慮が求められたりするものの、障害者とともに学んだり生活したりする場がまだまだ少ないために、成人後に障害者と一緒に

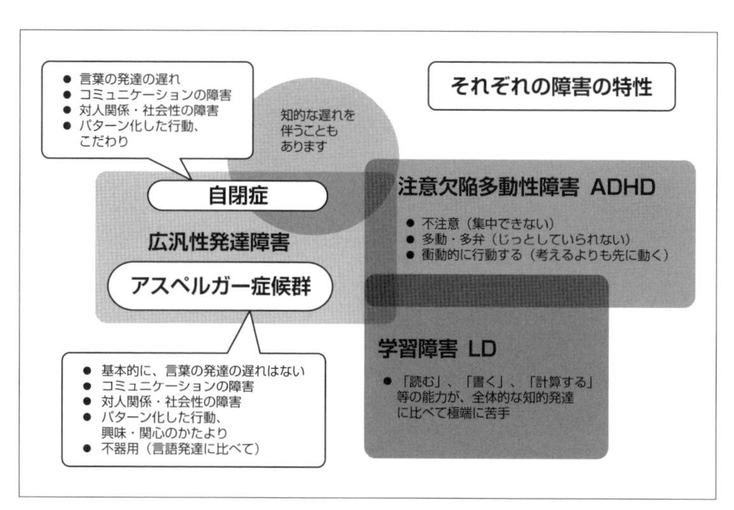

資料：国立障害者リハビリテーションセンター発達障害情報・支援センター
図14-5　発達障害とは

生活する準備のできていない国民が一定数存在することも事実です。

4. 健康格差対策

WHO は、2008 年の報告書で、健康の決定要因の多くは保健医療のコントロールのきかない部分にあることを発表しました(WHO, 2008)。これらは**健康の社会的決定要因**と呼ばれ、経済、環境、衛生、教育、住宅、雇用など、多くの政策分野が関係するといわれています。健康格差の大きな集団や地域には、特に有用です。例えば、通常は高値で提供されるヘルシーメニューを安価で提供し、そのような事業者に対し補助金を助成している自治体があります。また、身体不活動になりがちな労働者の机をスタンディングデスクに代えた職場もあります。エスカレーターの脇にある階段に音が出るように仕掛けを施し、階段利用へと誘導するナッジ（‘ひじで軽く突く’の意）を取り入れた試みもあります。

5. ヘルスプロモーションのためのパートナーシップ

健康はどこで作られているのでしょうか？ 健康状態を向上させるには、保健医療技術だけでなく、生活の場そのものを健康的な環境に変化させていくことが必要です。例えば、人々の身体活動を促進するために、音の出るピアノ階段や、ゲーム感覚で空間移動を要求するアプリなどが開発されるようになりました。いまやヘルスプロモーション活動は、様々な分野の人々の協力が不可欠です。あなたの学部・専攻以外の分野を専門としている友人で、そのようなことに関心を持ってくれる仲間を集めてみましょう。

推薦図書

◎**WHO, *The Bangkok charter for health promotion in a globalized world.* 2005（島内憲夫・鈴木美奈子『ヘルスプロモーション――WHO：バンコク憲章』**21世紀の健康戦略シリーズ6，［垣内出版，2012］）．
　まずはWHOのオリジナル文書が翻訳されているものを読んでみよう。

◎**健康社会学研究会編『事例分析でわかるヘルスプロモーションの「5つの活動」』**（ライフ出版社，2016）
　事例つきでヘルスプロモーションの鍵概念と活動方法が解説されている。

◎**福田洋・江口泰正編『ヘルスリテラシー――健康教育の新しいキーワード』**（大修館書店，2016）
　情報化社会を元気に生き抜くために必要な力であるヘルスリテラシーの理論と実践が解説されている。

◎**日本健康教育学会編『健康行動理論による研究と実践』**（医学書院，2019）
　ヘルスプロモーションの実践に有用な理論とモデルが、国内の事例とともにコンパクトに紹介されている。

◎**近藤尚己『健康格差対策の進め方――効果をもたらす5つの視点』**（医学書院，2016）
　健康格差対策に役立つ理論や実践に活かせる事例を紹介・解説した実用書。

第15章
コミュニティ活動（地域活動）

田中誠二

1. 我が国の歴史的経験に学ぶ「コミュニティ活動」

本章では、我が国で取り組まれた2つの公衆衛生活動を事例として取り上げ、人々が地域の健康問題をどのように解決しようとしてきたのか探ってみたいと思います。ひとつは、ある風土病との闘いに挑んだ滋賀県彦根市の取り組み、もうひとつは社会に広く浸透する「迷信」を克服するために立ち上がった群馬県粕川村（現前橋市）の取り組みです。いずれも、生活をともにする地域の人々が互いに協力し、“まちぐるみ”で健康問題の解決を目指したところに共通点がみられます。

2. 風土病マラリアはいかに撲滅されたのか？：彦根市

A. 感染症が猛威を振るった終戦直後の日本

第二次世界大戦直後の日本は、衛生状態や食糧事情の悪化に加え、外地から約660万人もの引揚者を迎え入れたこともあって様々な感染症が流行しました。各引揚港では懸命な検疫措置がとられましたが、短期間に膨大な数の人々を受け入れた状況からして、感染症の侵入を完全に防ぐことは困難であったと想像されます。

この時期、日本内地で流行した感染症に「マラリア」があります。

マラリアは世界中の熱帯・亜熱帯地域で広く流行する感染症で、現在はエイズ・結核と並ぶ「**世界三大感染症**」のひとつとされています。終戦翌年の1946（昭和21）年夏、このマラリアの発生が全国各地から報告されました。なぜでしょうか？　日本は熱帯地域ではないはずなのに……。この流行は、南方地域を主とするマラリア流行地から多数の引揚者を国内に迎え入れる際、一緒に持ち込まれた「**輸入マラリア**（imported malaria）」によるものでした。マラリアはマラリア原虫（*Plasmodium* spp.）を病原体とする原虫感染症で、ハマダラカ属 *Anopheles* の蚊を媒介して、ヒトの体内に侵入し感染します。終戦直後の流行は、多数の感染者（マラリア原虫保有者）が戦地から引き揚げ、帰郷のために国内を移動したのち各地で症状が現われ、診断・報告されたもの、つまり「人の移動」と深く関係していました。

B.「おこり（瘧）」とは何か

当時、多くの研究者の間で「輸入マラリアが国内で流行し、根付くのではないか？」と心配されましたが、時間の経過とともに速やかに減少し、深刻な問題には至りませんでした。しかし、です。唯一、その後も毎年夏になると大きな流行を繰り返す県が存在しました。滋賀県です。一体なぜでしょうか？

かつて、我が国にはマラリアが“**風土病**”として存在しました。図15-1をご覧ください。これは、1922（大正11）年に内務省衛生局が発行したマラリア予防の啓蒙書です。中表紙には尾端を高く持ち上げて静止する媒介蚊 *Anopheles* の特徴的な姿が描かれ、本文にはマラリアの病原体や感染経路、症状、治療法などが丁寧に解説されています。多くの人々に読んで理解してほしいという配慮でしょうか、すべての漢字にルビが振られ、随所にイラストが挿入されているのも特徴的で

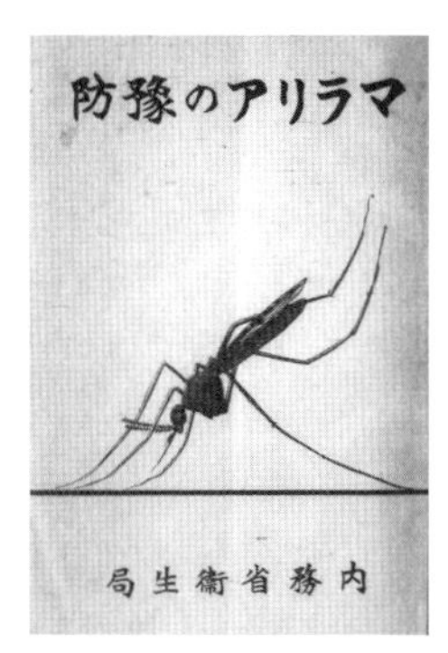

図15-1　『マラリアの豫防』（内務省衛生局，1922）

す。現在では「熱帯病」というイメージが強いマラリアですが、かつてはこのような啓蒙書を国が発行するほど日本国内に流行しており、人々にとってごく一般的な健康問題であったことがわかります。この啓蒙書が発行される3年前、同じく内務省衛生局がまとめた『各地方ニ於ケル「マラリア」ニ關スル概況』(内務省衛生局, 1919) によれば、当時、程度の差はあれ、全国の大部分にマラリアが存在していました。その後、全国的に減少し、1935 (昭和10) 年頃には「富山、石川、福井、滋賀、愛知」の本州中央部に限局したとの記録があります (大鶴, 1952)。

以上のことから次のように考えることができます。すなわち、古くは全国で発生・流行していた「土着マラリア (indigenous malaria)」の分布が時間の経過とともに縮小して本州中央部に残り、なかでも最も遅い時期 (第二次大戦後) まで根強く残った地域が滋賀県であった、ということです。日本における土着マラリアは、一般的に「**おこり (瘧)**」と呼ばれていました。滋賀県のなかでも最もマラリア患者の多かった彦根市には、現在も、子どもの頃に「おこり」を患った経験を持つご年配の方々がいらっしゃいます (田中他, 2009a)。

C. 彦根市のマラリア撲滅運動

滋賀県彦根市は琵琶湖の東岸に位置します。彦根藩井伊家の居城である「彦根城」は国宝に指定され、どこか落ち着いた雰囲気のある湖畔の城下町という印象ですが、そんな彦根市には、まちをあげて「**風土病マラリア**」と闘った過去があります (田中他, 2009b)。

市がマラリア対策に乗り出したのは1949 (昭和24) 年初めのこと、終戦後我が国に進駐した占領軍 (GHQ) の勧告を契機としていました。全国的には「輸入マラリア」の流行が落ち着き重要な健康問題とみなされなくなっていた時期に、唯一、滋賀県のみ依然として多数のマラリア患者が報告されたわけですから、占領軍が目をつけるのも無理はありません (彦根市では1948 [昭和23] 年の1年間で873名の患者が報告されています)。占領軍の監視の下、彦根市はマラリア対策に着手しました。当時の彦根市長 小林郁は、自身の息子であり軍医であった小林弘を市の衛生課長に就かせ、2人でマラリア対策をリードしていきます。市長自身も医師でしたから“医師親子”ということになります。しかし、彼らが目指したのは医師による治療中心のマラリア対策ではなく、彦根に住む人々自身が対策推進の当事者となり、互いの協力によって「まちぐるみ」でマラリアの撲滅を達成することでした。その内容は包括的で多岐にわたっています。

[1] マラリア対策推進のための基盤づくり

彼らがまず取り組んだのは「彦根市マラリア豫防條例」の制定（1949［昭和 24］年3月）でした。マラリア対策には、①人体内のマラリア原虫を探し出して根絶する方法（対原虫対策）と、②媒介蚊 *Anopheles* を根絶する方法（対蚊対策）の大きく分けて2つがあります。条例は6条からなる簡略なものですが、この双方の対策を条文に盛り込んだうえで、正当な理由なく対策に従事しない場合は「罰金又は拘留もしくは科料に處する」と、市長の強力な権限を印象づけるものでした。行政側の「私たちは本気でマラリア対策に取り組むのだ！」という強い姿勢を市民に対して（そして占領軍に対しても）示す意図があったものと思われます。

そしてもうひとつ、マラリア対策を進めるための基盤整備として行ったのが「彦根マラリア研究所」の設立です。研究所には常勤の職員の他、国内のマラリア研究者が招聘され、市内における媒介蚊の発生水域調査や治療薬の効力実験など、マラリア対策に係わる広範な調査研究が進められました（図 15-2）。古い習俗や迷信に依存する不徹底な対策と決別し、科学的方法によってマラリア撲滅を推進する拠点となりました。

郷土病マラリア防遏のために
この鎖を切断する

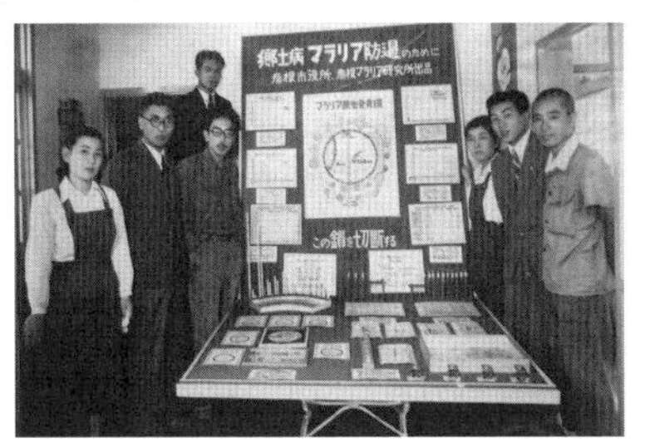

図 15-2　彦根マラリア研究所の職員（写真：野村三四子氏［元彦根マラリア研究所員］より提供）

[2]「2、3日おこりをふるわんと夏が越せない」？：衛生教育

毎年夏になるとマラリアが身近に存在した彦根の人々は、「2、3日おこりをふるわんと夏が越せない」と口にするほど、これを軽視する傾向にありました（「おこりをふるう」とはマラリアの症状である悪寒・震えを意味します）。我が国の土着マラリアは比較的症状の軽い「**三日熱マラリア**」で、それが生命に直接の脅威とならないことを彦根の人々は経験的に知っていました。マラリアに対するこうした安易な考えを改め、正しい予防と治療を促すために徹底した住民向けの**衛生教育**が展開されていきます。

市内小中学校では彦根マラリア研究所が作成した教材「マラリア讀本」が配布され、子どもたちはマラリアの原因や症状、正しい予防法を学びました。さらに、毎年春または夏になると、まちをあげて「マラリア撲滅強調週間」が実施され、原虫標本や図・写真、小中学生制作ポスターなどを展示した「マラリア予防展」や、市内巡回による講演会、人形劇・映画上映など、子どもからお年寄りまで楽しく学ぶことのできる衛生教育が催されました。

これらの取り組みには、正しい知識の普及による衛生意識の向上を目指すばかりでなく、マラリアを「私たちの問題」として共有し、対策への主体的な参加を促す工夫が随所にみてとれます。また、衛生教育に用いられた教材の多くは市衛生課や彦根マラリア研究所が自ら製作したものです。人々の知恵や工夫を結集し、「できることはすべて自分たちの手で」という自立の精神がそこにはありました。

[3] 彦根市は「対蚊対策」に重点を置いた

マラリアを軽視する傾向にあった彦根の人々は、熱発作の症状を起こしても医師の診察を受けずに素人判断で特効薬「キニーネ」を服用したといいます。そのため、不完全な治療による原虫保有者（潜在性マラリア患者）は常に多数存在しており、彼らが感染源となる流行の拡大が懸念されました。そこで、衛生教育の徹底と並行して、患者および原虫保有者の発見と治療に力が注がれました（対原虫対

策)。一方で、市は媒介蚊*Anopheles*の発生を防ぐ「対蚊対策」をより重要視し、様々な取り組みを展開していきます。風呂場や台所の棚の裏、物置、農家では家畜小屋の周辺など至るところに殺虫剤DDTを散布し、成虫駆除に取り組むとともに、ボウフラ(幼虫)の発生を防ぐため、水面への薬剤撒布を繰り返し行いました。

そして、こうした薬剤撒布よりも強力に推進されたのが媒介蚊*Anopheles*の発生源そのものをなくすための大規模な土木工事です。彦根城を取り囲む“三重の濠”のうち、人家が密集する市街地周辺を走る「外濠」は既に崩壊して湿地帯と化し、極めて不衛生な状態にありました。そこで彦根の人々が考えたのが「外濠」の埋め立てです。なんとも大胆ですね。実際、彦根城の史跡である外濠の埋め立てには一部の住民から反対の意見もあったようですが、小林弘衛生課長の再三にわたる計画の説明と協力の訴えにより最終的に実行へと移されました(条例で印象づけられた行政側の“強力な権限”は陰をひそめ、むしろ住民と歩調を合わせ、対策の推進を目指した姿勢がみてとれます)。実際に埋め立てられた箇所は、現在、道路や公園などになっており、その形跡をみることはほとんどできません。

[4] 対策の成果:風土病マラリアはどうなったのか?

「おこり」と“共存”の関係にあった彦根の人々は衛生教育を通じて徐々に意識を改め、マラリア撲滅の当事者として対策に参加していきました。外濠の埋め立ては彦根のマラリア対策を象徴する大きな事業ですが、各家庭レベルでも蚊の発生源となる水たまり(例:空き缶や墓地の花筒)の除去など、地道な活動が広く取り組まれたことも忘れてはなりません。これらの結果、対策開始から5年後の1954(昭和29)年、彦根のマラリア患者数はついにゼロとなり、風土病マラリアの撲滅に成功しました。前述のように、現在もなお、マラリアの流行は世界各地の重要な健康問題です。コミュニティ活動によってマラリアを克服した彦根の経験は、「歴史的」であると同時に「現代的」にも重要な意義を持つものと考えられます。

3. 迷信「ひのえうま」との闘い：群馬県粕川村

A.「ひのえうま」の迷信とは何か

2026（令和 8）年、我々は戦後 2 度目の「丙午（ひのえうま）」の年を迎えます。「ひのえうま」は干支の組み合わせのひとつで、60年に一度巡ってきます。「この年に生まれた女性は気が強く、夫を食い殺す」（デジタル大辞泉）という迷信が信じられ、前回のひのえうま 1966（昭和 41）年には出生数が大きく減少しました（図 15-3）。前年比で 25.4％減（数にして約 46 万 3,000 人の減少）、つまりこの迷信を信じて 4 人に 1 人が産み控えたということになります。それから約 50 年、我が国は少子化が進み、年間出生数は 1966 年のそれを下回っているのが現状です。

あなたは「ひのえうま」の迷信を信じますか？ 「まさか！ この時代にそんな迷信、信じるわけないでしょう」という声が聞こえてきそうですが、実は 1966 年当時でさえも「生きていた『丙午』」（朝日新聞, 1966 年 12 月 25 日記事）と驚きをもって報じられました。出生率の減少は予想を超える出来事だったのです。

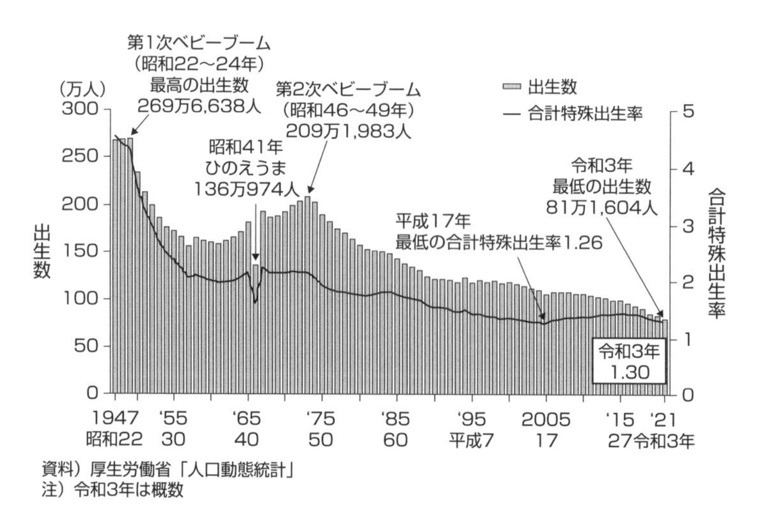

図 15-3　出生数と合計特殊出生率の推移（厚生労働統計協会, 2022）

B．群馬県粕川村における迷信「ひのえうま」追放運動

この迷信「ひのえうま」を解消するために立ち上がった小さな村がありました。群馬県勢多郡粕川村（現前橋市）です。「迷信を信じるか、信じないか」――これを単に個人の問題とみなすのではなく、村が直面する重要な**母子保健**の課題と受け止め、地域でその打開を目指した粕川村の取り組みに着目します。

[1]“オバケ退治”に乗り出した青年村長

「『ひのえうまってのはオバケです。オバケは、正体もないくせに逃げていたらどこまでもついてくる。だけど、その気になって立向かったら、とたんに消えてなくなるんです』と、粕川村村長の金子裕さんはさらりといってのけた。群馬県勢多郡粕川村。赤城山ろく、ちんまりとうずくまるこの村は、いま、けんめいに『ひのえうま』とたたかっている。」1965（昭和40）年10月12日、朝日新聞はこのような書き出しで粕川村の取り組みを大きく報じました。記事にある粕川村村長・金子裕はこの運動を牽引した中心人物で、1963（昭和38）年春に36歳の若さで村長に就任したばかりでした。

彼の手記によると、はじめは「馬鹿げた話」と一笑に付したひのえうまの迷信でしたが、村の女性から妊娠や中絶に関して相談が相次ぎ「これは放置できない問題かも知れない」と切実に考えるようになります（金子, 1967）。そこで、彼は「粕川村母子健康センター」を活動の拠点として、保健師や助産師らと“オバケ退治”に乗り出したのでした。

[2] 根も葉もない迷信を追放せよ：2つの調査結果を根拠に

ひのえうまという“根も葉もない”迷信に惑わされずに安心して妊娠・出産できるようにするためには、何よりも「科学的証明」が必要だ――そう考えた粕川村は2つの実態調査にとりかかります。

ひとつは妊娠・出産期の女性に直接関わりを持つ医療従事者（保健師や助産師、医師など）を対象とした調査です。妊娠・出産期に

ある女性のあいだでひのえうまの迷信がどのぐらい知られているか、またそれによる不安の状況などが数値データとしてまとめられました。興味本位に書き立てた週刊誌などマスコミの影響を問題視する声が聞かれた一方で、身近にいる「親や姑、周囲の人達が心配している」ことも多くの女性の不安の種となっていたようです。

もうひとつの調査は、粕川村を含む勢多郡一町七カ村に住む1906（明治39）年生まれ（つまり、前のひのえうま年生まれ）の女性と、その前後2ヶ年に生まれた女性を対象に、夫の有無や離婚、死別などの状況を調べ比較によって検討したものです。ここでは「ひのえうま年生まれの婦人だけが結婚生活に不遇だった事実は、全く見当りません」と結論づけました。

以上の2つの調査結果をもとに、小冊子「母子保健と迷信――ひのえうまの迷信を解消するために」（群馬県粕川村母子健康センター，1965）が作成されました。彼らはこの冊子を厚生省や県市町村の母子保健担当者、報道機関などに配布し、これを“科学的な裏付け”として、ひのえうまの追放運動を広く呼びかけたのです。この冊子の最後には次のような一文が力強く記されました。

「いまこそ絶対の好機、ザイルで結ぶ解消運動を」

[3] この経験を新しい村づくりの礎石に

粕川村の迷信「ひのえうま」追放運動、彼らが闘いを挑んだ“オバケ”は大変に手ごわいものでした。懸命な努力にもかかわらず、結果的に粕川村は出生減を食い止めることができなかったのです。金子村長は、多くの若い母親から中絶することをやめ生むことにしたとの声があったことを振り返りつつ、「微力ではあったけれども多くの小さい生命を救うことが出来たのだ」（金子，1967）と自分自身に言い聞かせるように記しました。確かに、結果は残念なものでした。1966（昭和41）年の粕川村の出生数は前年比で「4割減」、あまりにも厳しい現実でした。しかし、粕川村の地域活動は（金子村長の手記のタイトルが「新しい村をつくる」であるように）封建的で古い慣習に縛られた農村を「新しく」作り変えていくための礎石を築いたものと考えられます（図15-4）。

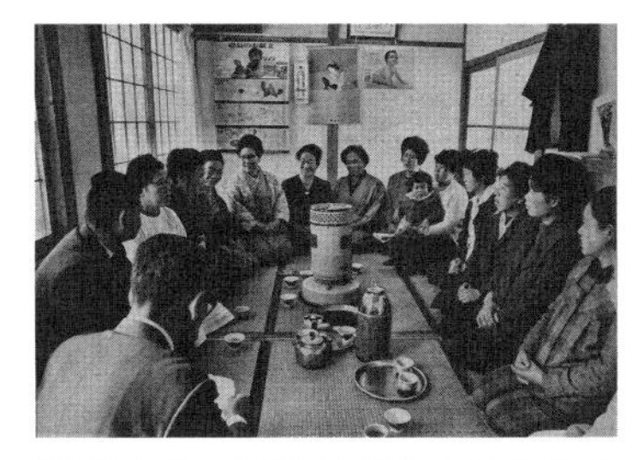

図15-4　1906年生まれの婦人と1966年出産予定の妊婦の座談会（『アサヒグラフ』より）

4. 私たちの健康の「これから」のために

戦後70年、我が国の健康水準は飛躍的に改善・向上しました。その背後には、本章で紹介した2つの事例のように、地域の健康課題を「私たちの問題」として共有し、解決を目指して組織的に取り組む公衆衛生の実践がありました。健康問題は時代とともに変化していきます。それらに対処していくためにも、我が国がこれまで大切にしてきた「コミュニティ活動（地域活動）」による健康改善の取り組みをいま一度丁寧に振り返り、私たちの健康の「これから」に応用可能な知見を蓄積・整理していく必要があります。また、近年、公衆衛生分野において「ソーシャル・キャピタル（社会関係資本）」が注目を集めています。こうした概念との関係も含め、今後さらなる研究・実践の発展が望まれます。

推薦図書

◎**二至村菁『エキリ物語』**（中公新書，1996）
終戦直後の日本の公衆衛生について知ることのできる一冊。

◎**中村安秀編『地域保健の原点を探る――戦後日本の事例から学ぶプライマリヘルスケア』**（杏林書院，2018）
戦後日本の保健医療経験を、途上国への応用可能性という観点から検討した一冊。

SDGs と UHC

2015 年 9 月、アメリカのニューヨークにある国連本部で「国連持続可能な開発サミット」が開かれ、193 の全国連加盟国によって「持続可能な開発のための 2030 アジェンダ」が採択されました。このアジェンダでは、「誰一人取り残さない：No one will be left behind」という理想を掲げています。2030 年までに貧困を撲滅し、持続可能な社会を実現するための 17 の目標（ゴール）が設定されました。これが、SDGs（Sustainable Development Goals）です。日本語では持続可能な開発目標といいます。いま世界の国々は、以下のような目標に向かって協力しながら進んでいます。できるだけ目標に近いところまで行けるといいですね。

1 貧困をなくそう
2 飢餓をゼロに
3 すべての人に健康と福祉を
4 質の高い教育をみんなに
5 ジェンダー平等を実現しよう
6 安全な水とトイレを世界中に
7 エネルギーをみんなにそしてクリーンに
8 働きがいも経済成長も
9 産業と技術革新の基盤をつくろう
10 人や国の不平等をなくそう
11 住み続けられるまちづくりを
12 つくる責任つかう責任
13 気候変動に具体的な対策を
14 海の豊かさを守ろう
15 陸の豊かさも守ろう
16 平和と公正をすべての人に
17 パートナーシップで目標を達成しよう

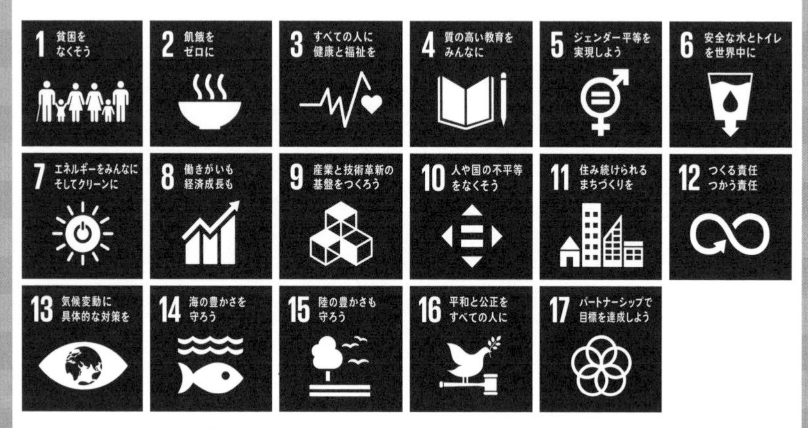

この SDGs の前、2000 年にニューヨークの国連総会で決議された「ミレニアム開発目標」は、MDGs（Millennium Development Goals）と呼ばれます。ミレニアムというのは新しい 1000 年、その初めの 15 年の目標でした。SDGs はその MDGs を前提に次の 15 年の目標として合意されました。また、世界の健康に関しては、WHO が掲げている UHC（Universal Health Coverage）もあります。「すべての人が、適切な健康増進、予防、治療、機能回復に関するサービスを、支払い可能な費用で受けられる」ことを目指す SDGs の第 3 目標の具体的な取り組みです。世界の健康問題を自分たちの問題として理解し生活していきたいものです。　【丸井英二】

引用・参考文献

第Ⅰ部　人々の健康と病気、何が違うのか

第１章　時とともにどのように変化したのか

Lee, R. B., & DeVore, I., *Man The Hunter.* Routledge, 1969.
メドウズ，D. H. 他／大来佐武郎監訳『成長の限界』ダイヤモンド社，1972.
大塚柳太郎『ヒトはこうして増えてきた』新潮選書，2015.
リーバーマン，D. E.／塩原通緒訳『人体 600 万年史』上・下，早川書房，2015.
United Nations, *World Population Prospects 2019*, United Nation Publications, 2019.
国連経済社会局「世界人口は 2022 年 11 月 15 日に 80 億人に達する見込み（2022 年 7 月 11 日付プレスリリース・日本語訳）」2022.
https://www.unic.or.jp/news_press/info/44737/（2023 年 3 月 31 日最終アクセス）

第２章　場所によって何が違うのか

WHO（a), *World Health Statistics 2022*：*Monitoring health for the SDGs, sustainable development goals.*
https://www.who.int/publications/i/item/9789240051157（2023 年 3 月 25 日最終アクセス）
WHO（b), *Global Health Observatory data repository, Life expectancy and Healthy life expectancy Data by WHO region.*
https://apps.who.int/gho/data/view.main.SDG2016LEXREGv?lang=en（2023 年 3 月 29 日最終アクセス）
WHO（c), *Global Health Observatory data repository, under-five mortality rate（probability of dying by age 5 per 1000 live births）Data by WHO region.*
https://www.who.int/data/gho/data/indicators/indicator-details/GHO/under-five-mortality-rate-(probability-of-dying-by-age-5-per-1000-live-births)（2023 年 3 月 29 日最終アクセス）
WHO（d), *Global Health Observatory data repository, Infant mortality rate（Probability of dying between birth and age 1 per 1000 live births）Data by WHO region.*
https://www.who.int/data/gho/data/indicators/indicator-details/GHO/infant-mortality-rate-(probability-of-dying-between-birth-and-age-1-per-1000-live-births)（2023 年 3 月 29 日最終アクセス）
WHO（e), *The Global Health Observatory, Explore a world of health data, Global health estimates*：*Leading causes of death, Cause-specific mortality, 2000–2019, Global and by region.*
https://www.who.int/data/gho/data/themes/mortality-and-global-health-estimates/ghe-leading-causes-of-death（2023 年 3 月 29 日最終アクセス）
WHO, *Obesity and overweight, Facts about overweight and obesity.*
https://www.who.int/news-room/fact-sheets/detail/obesity-and-overweight（2023 年 3 月 29 日最終アクセス）
WHO（f), *Global Health Observatory（GHO）data, Global Health Observatory Map Gallery, World*：*Road traffic mortality rate*, 2013.
https://gamapserver.who.int/mapLibrary/Files/Maps/Global_RoadTraffic_Mortal

ity_2013.png（2023 年 3 月 29 日最終アクセス）
WHO, *Global status report on road safety 2018.*
https://www.who.int/publications/i/item/9789241565684（2023 年 3 月 29 日最終アクセス）
厚生労働省（a）『令和 2 年都道府県別生命表の概況』結果の概要，都道府県別にみた平均余命，2020.
https://www.mhlw.go.jp/toukei/saikin/hw/life/tdfk20/dl/tdfk20-02.pdf（2023 年 3 月 29 日最終アクセス）
厚生労働省（b）『平成 27 年都道府県別年齢調整死亡率の概況』結果の概要，主な死因の都道府県別年齢調整死亡率の推移，2015.
https://www.mhlw.go.jp/toukei/saikin/hw/jinkou/other/15sibou/dl/05.pdf（2023 年 3 月 29 日最終アクセス）
厚生労働省『平成 28 年国民健康・栄養調査報告』結果の概要，2016.
https://www.mhlw.go.jp/bunya/kenkou/eiyou/dl/h28-houkoku-03.pdf（2023 年 3 月 29 日最終アクセス）
国立健康・栄養研究所，健康日本 21（第二次）分析評価事業『平成 28 年国民健康・栄養調査結果について』2016.
https://www.nibiohn.go.jp/eiken/kenkounippon21/eiyouchousa/kekka_todoufuken_h28.html（2023 年 3 月 29 日最終アクセス）
長野県健康長寿プロジェクト・研究事業 研究チーム『長野県健康長寿プロジェクト・研究事業 報告書――長野県健康長寿の要因分析』2015.
https://www.pref.nagano.lg.jp/kenko-fukushi/kenko/kenko/documents/zentaiban.pdf（2023 年 3 月 29 日最終アクセス）

第３章　人の特性（性別、年齢、職業・社会経済的地位、エスニシティ）によって何が違うのか

日本老年学会・日本老年医学会『高齢者の定義と区分に関する、日本老年学会・日本老年医学会 高齢者に関する定義検討ワーキンググループからの提言（概要）』2017.
https://www.jpn-geriat-soc.or.jp/proposal/pdf/definition_01.pdf
厚生労働省『平成 29 年人口動態統計月報年計（概数）の概況』2018a.
https://www.mhlw.go.jp/toukei/saikin/hw/jinkou/geppo/nengai17/dl/h5.pdf
厚生労働省『平成 29 年人口動態統計月報年計（概数）の概況』2018b.
https://www.mhlw.go.jp/toukei/saikin/hw/jinkou/geppo/nengai17/dl/h7.pdf
厚生労働省『がん対策基本法（平成十八年六月二十三日）（法律第九十八号）』
https://www.mhlw.go.jp/web/t_doc?dataId=79aa8258&dateType=0&pageNo=1
小宮ひろみ「性差医療――性差とライフステージを意識した健康支援」理学療法学（42），2015，pp.689-690.
https://www.jstage.jst.go.jp/article/rigaku/42/8/42_42-8_038/_pdf/-char/ja
本庄かおり「健康の性差――ジェンダーの健康影響」家計経済研究（107），2015，pp.45-53.
http://kakeiken.org/journal/jjrhe/107/107_05.pdf
近藤克則「社会関係と健康」川上憲人・小林廉毅・橋本英樹編『社会格差と健康――社会疫学からのアプローチ』東京大学出版会，2006，pp.163-185.
Tanaka, H., Toyokawa, S., & Tamiya, N., et al., Changes in mortality inequalities across occupations in Japan：a national register based study of absolute and relative measures, 1980-2010. *BMJ Open*, 7（9), 2017.
是川夕「外国人の定住化が死亡動向に与える影響について――在留資格別人口の変動からの分析」人口学研究（47），2011，pp.1-23.

朝倉隆司・中山和弘・園田恭一「川崎市における在日韓国・朝鮮人の中高年期死亡に関する研究――日本人および韓国人との比較から」日本公衆生雑誌（37），1990，pp.195-208.

第Ⅱ部　どのような理由で健康と病気の違いが生じるのか

第４章　病気の原因は何か：　歴史的概説

杉田聡『健康は「国民の責務」なのか？』保健の科学，46，2004，pp.99-104.
ステルペローネ，L./ 小川熙訳『医学の歴史』原書房，2009，p.70.
パーカー，S./ 千葉喜久枝訳『医療の歴史』創元社，2016，p.30.
マッケロイ，A.・タウンゼント，P. K./ 丸井英二監訳『医療人類学――世界の健康問題を解き明かす』大修館書店，1995.
ルーニー，A./ 立木勝訳『医学は歴史をどう変えてきたか』東京書籍，2014.
ローズ，P./ 丸井英二訳『医学と社会のあゆみ』朝倉書店，1990.

第５章　感染症の疫学

Evans, A. S., Causation and Disease：The Henle-Koch Postulates Revisited. *The Yale Journal of Biology and Medicine*, 49, 1976, pp.175-195.
Knell, A. J.（Ed.）, *Malaria*. Oxford University Press, 1991.
谷口清州監修／吉田眞紀子・堀成美編『感染症疫学ハンドブック』医学書院，2015.
中澤港「マラリア流行の数理モデル」『応用数理』14，2004，pp.126-136.
ジャクソン，L.／寺西のぶ子訳『不潔都市ロンドン――ヴィクトリア朝の都市浄化大作戦』河出書房新社，2016.
ジョンソン，S.／矢野真千子訳『感染地図――歴史を変えた未知の病原体』河出書房新社，2017.
ロスマン，K. J.／矢野栄二・橋本英樹・大脇和浩監訳『ロスマンの疫学――科学的思考への誘い』第２版，篠原出版新社，2013.
Li, Peter, *cholera*：*Amend, Augment and Aid Analysis of John Snow's Cholera Map*. 2019. R package version 0.7.0.
https://CRAN.R-project.org/package=cholera
中澤港「2019-nCoV についてのメモとリンク」
https://minato.sip21c.org/2019-nCoV-im3r.html

第６章　肺がんの原因を探る

Doll, R., & Hill, A. B., Smoking and Carcinoma of the Lung. *British Medical Journal,* 2（4682）, 1950, pp.739-748.
Wynder, E. L., & Graham, E. A., Tobacco smoking as a possible etiologic factor in bronchiogenic carcinoma：A study of six hundred and eighty-four proved cases. *Journal of the American Medical Association,* 143, 1950, pp.329-336.
Pott, P., Cancer Scroti. In *Chirurgical observations*（pp.63-68）. T. J. Carnegy, 1775.
Doll, R. & Hill, A. B., A study of the aetiology of carcinoma of the lung. *British Medical Journal,* 2（4797）, 1952, pp.1271-1286.
Fisher, R. A., & Ford, E. B., The spread of a gene in natural conditions in a colony of the moth *Panaxia dominula* L. *Heredity,* 1, 1947, pp.143-174.

ムカジー，S.／田中文訳『がん――4000年の歴史』上・下，早川書房，2016.
Doll, R., & Hill, A. B., Mortality in relation to smoking：ten years' observations of British doctors. *British Medical Journal*, 1（5395), 1964, pp.1399-1410.
Doll, R., & Hill, A. B., The mortality of doctors in relation to their smoking habits. *British Medical Journal,* 1（4877), 1954, pp.1451-1455.
ロスマン，K. J.／矢野栄二他訳『ロスマンの疫学――科学的思考への誘い（第2版）』篠原出版新社，2013.
Fisher, R. A., *Smoking. The cancer controversy：some attempts to assess the evidence.* Oliver and Boyd, 1959.
Hill, A. B., The Environment and Disease：Association or Causation? *Proceedings of thc Royal Society of Medicine*, 58, 1965, pp.295-300.

第７章　人口統計で何がわかるのか

福富和夫・永井正規・中村好一・柳川洋『ヘルスサイエンスのための基本統計学（第3版）』南山堂，2002.
ウェスターゴード，H. L.／森谷喜一郎訳『統計学史』栗田書店，1943.
ヨーン，V.／足利末男訳『統計学史』有斐閣，1956.
橋本正己『公衆衛生現代史論』光生館，1981.
丸山博『死児をして叫ばしめよ』丸山博著作集第1巻，農山漁村文化協会，1989.
フォーサイス，F.／篠原慎訳『ジャッカルの日』角川書店，1973.
小杉肇『統計学史通論』恒星社厚生閣，1969.
菱沼従尹「生命表小史」『厚生の指標』33（1），1986，pp.79-88.
Preston, S. H. The changing relation between mortality and level of economic development. *Population Studies*, Vol. 29, No. 2, July 1975, pp.231-248.
Bunker, John P., *Medicine matters after all：measuring the benefits of medical care, a healthy lifestyle, and a just social environment.* London, The Nuffield Trust, 2001.
鬼頭宏『図説　人口で見る日本史』PHP研究所，2007.
シュライオック，R. H.／大城功訳『近代医学の発達』平凡社，1974.
Bynum, B., The McKeown thesis. *Lancet*, 371（9613), 2008, pp.644-645.
マキューン，T.／酒井シヅ他訳『病気の起源――貧しさ病と豊かさ病』朝倉書店，1992.
デュボス，R.／田多井吉之介訳『健康という幻想』紀伊國屋書店，1977.

第８章　遺伝か環境か

Polderman, T. J. C. et al., Meta-analysis of the heritability of human traits based on fifty years of twin studies. *Nature Genetics*, 47（7), 2015, pp.702-709.
Caspi, A. et al., Role of genotype in the cycle of violence in maltreated children. *Science*, 297, 2002, pp.851-854.
Kim-Cohen, J. et al., MAOA, maltreatment, and gene-environment interaction predicting children's mental health：new evidence and a meta-analysis. *Molecular Psychiatry*, 11（10), 2006, pp.903-913.
Turkheimer, E. et al., Socioeconomic status modifies heritability of IQ in young children. *Psychological Science*, 14, 2003, pp.623-628.

第９章　環境の変化と悪化

Sakamoto, M., Nakano, A., & Akagi, H. Declining Minamata male birth ratio associated with increased male fetal death due to heavy methylmercury pollution. *Environ Res.,* 87（2), 2001, pp.92–98.
石原信夫「有機水銀化合物の毒性はいつ頃から明らかになったのか？ ――水俣病原因確定の遅れと文献検索」『日本衛生学雑誌』66, 2011, pp.746–749.
原田正純「なぜ今、水俣学か――現場からの学問の捉え直し」『保健医療社会学論集』16（2), 2006, pp.1–15.
Nishigaki, S., & Harada, M. Methylmercury and selenium in umbilical cords of inhabitants of the Minamata area. *Nature,* 258, 1975, pp.324–325.
Sakamoto, M., Murata, K., & Tsuruta, K., et al., Retrospective study on temporal and regional variations of methylmercury concentrations in preserved umbilical cords collected from inhabitants of the Minamata area, Japan. *Ecotoxicol Environ Saf.,* 73（6), 2010, pp.1144–1149.
Akagi H., Malm O., & Kinjo Y., et al., Methylmercury pollution in the Amazon, Brazil. *Science of The Total Environment,* 175（2), 1995, pp.85–95.
金城芳秀「水俣病の発症閾値」『医学のあゆみ』168（12), 1994, pp.1078–1079.
環境省「水銀による環境の汚染の防止に関する法律について」
https://www.env.go.jp/chemi/tmms/law.html（2023 年 2 月 10 日最終アクセス）
WHO, *Fact-sheets: Tobacco.*
https://www.who.int/news-room/fact-sheets/detail/tobacco（2023 年 2 月 10 日最終アクセス）
厚生労働省「喫煙と健康　喫煙の健康影響に関する検討会報告書（平成 28 年 8 月)」
https://www.mhlw.go.jp/stf/shingi2/0000135586.html（2023 年 2 月 10 日最終アクセス）
Hirayama T., Non-smoking wives of heavy smokers have a higher-risk of lung cancer：a study from Japan. *Br Med J.,* 282, 1981, pp.183–185.

第 10 章　健診・検診・スクリーニング

厚生労働省「健康長寿社会の実現に向けて」『平成 26 年度厚生労働白書』日経出版, 2014.
厚生労働省「今後の我が国におけるがん検診事業評価の在り方について（平成 20 年 3 月)」
https://www.mhlw.go.jp/shingi/2008/03/s0301-4.html
国立がん研究センター がん対策研究所『がん検診ガイドライン』
https://canscreen.ncc.go.jp/guideline/list.html（2023 年 1 月 8 日最終アクセス）
病原体検査の指針検討委員会『新型コロナウイルス感染症（COVID-19）病原体検査の指針（第 6 版)』国立感染症研究所他, 2022.

第 10 章コラム　がん検診をどう考えるか

Kono, K. et al., The first-round results of a populationbased cohort study of HPV testing in Japanese cervical cancer screening: baseline characteristics, screening results, and referral rate. *Journal of Gynecologic Oncology*, 32（3), 2021.
https://www.ncbi.nlm.nih.gov/pmc/articles/PMC8039178/pdf/jgo-32-e29.pdf

第Ⅲ部　人々の健康のために誰が何をしているのか

第11章　人々を守る法律と制度

アリストテレス／山本光雄訳『政治学』岩波文庫，1961.
江見康一・大木勉・大谷藤郎・清水嘉与子編『保健福祉行政論』メヂカルフレンド社，1997.
池上直己『日本の医療と介護――歴史と構造、そして改革の方向性』日本経済新聞出版社，2017.
厚生労働統計協会編『国民衛生の動向』厚生統計労働協会，逐年版.
椎葉茂樹『衛生行政大要（改訂第24版）』日本公衆衛生協会，2016.
猪飼周平『病院の世紀の理論』有斐閣，2010.
猪飼周平『羅針盤としての政策史――歴史研究からヘルスケア・福祉政策の展望を拓く』勁草書房，2019.
伊関友伸『自治体病院の歴史――住民医療の歩みとこれから』三輪書店，2014.
島崎謙治『日本の医療――制度と政策』東京大学出版会，2011.
カワチ，I.・高尾総司・スブラマニアン，S. V.編『ソーシャル・キャピタルと健康政策――地域で活用するために』日本評論社，2013.

第12章　医療保険の意義

厚生労働省『令和2年度国民医療費の概況』（厚生労働省，2023）
https://www.mhlw.go.jp/toukei/saikin/hw/k-iryohi/20/dl/kekka.pdf（2023年3月24日最終アクセス）
Witter, S. et al., *Health economics for developing countries：a practical Guide.* London and Oxford：Macmillan Education, 2000.
The World Bank Group プレスリリース「世界銀行とWHO：世界の人口の半数が基礎的保健医療サービスを利用できず、1億人が医療費が原因で極度の貧困状態に」（2017年12月13日）
https://www.worldbank.org/ja/news/press-release/2017/12/13/world-bank-who-half-world-lacks-access-to-essential-health-services-100-million-still-pushed-into-extreme-poverty-because-of-health-expenses（2023年3月24日最終アクセス）
吉村健二・和田勝『日本医療保険制度史（増補改訂版）』東洋経済新報社，2008.
全国健康保険協会『令和5年度都道府県単位保険料率』
https://www.kyoukaikenpo.or.jp/g7/cat330/sb3130/r5/230206/（2023年3月25日最終アクセス）
Office for National Statistics, *UK Health Accounts：2020, 2022.*
https://www.ons.gov.uk/peoplepopulationandcommunity/healthandsocialcare/healthcaresystem/bulletins/ukhealthaccounts/2020（2023年3月25日最終アクセス）
厚生労働統計協会『保険と年金の動向2022/2023』「厚生の指標」 増刊，厚生労働統計協会，2022.
健康保険組合連合会『NHS改革と医療供給体制に関する調査研究報告書』2012年3月.
https://www.kenporen.com/include/outline/pdf/chosa23_02_kaigai.pdf（2019年7月29日最終アクセス）
OECD. Stat, *Revenues of health care financing schemes.*
https://stats.oecd.org/Index.aspx?DataSetCode=SHA_FS（2023年5月9日最終アクセス）

Centers for Disease Control and Prevention, *Health Expenditures*. 2023.
https://www.cdc.gov/nchs/fastats/health-expenditures.htm（2023 年 3 月 25 日最終アクセス）
Henry J Kaiser Family Foundation[a]. *Health Coverage & Uninsured*.
https://www.kff.org/state-category/health-coverage-uninsured/?state（2023 年 3 月 25 日最終アクセス）
島崎謙治『日本の医療――制度と政策』東京大学出版会，2013.
Henry J Kaiser Family Foundation[b]. *Percent of Private Sector Establishments that offer Health Insurance to Employees, by Firm Size*.
https://www.kff.org/other/state-indicator/firms-offering-coverage-by-size/?currentTimeframe=0&sortModel=%7B%22colId%22:%22Location%22,%22sort%22:%22asc%22%7D（2023 年 3 月 25 日最終アクセス）
WHO, *Health systems financing：the path to universal coverage*, *World health report 2010*.
https://www.who.int/publications/i/item/9789241564021（2023 年 3 月 25 日最終アクセス）
The United Nations. Goal 3：Ensure healthy lives and promote well-being for all at all ages. *Sustainable development goals*, 2019.
https://www.un.org/sustainabledevelopment/health/（2023 年 3 月 25 日最終アクセス）

第 13 章　健康のためによい環境を作る

安藤精一『近世公害史の研究』吉川弘文館，1992.
立本成文・日髙敏隆監修『地球環境学事典』弘文堂，2010.
原田正純『水俣病』岩波書店，1972.
環境省『令和元年版　環境・循環型社会・生物多様性白書（PDF 版）』2019a.
https://www.env.go.jp/policy/hakusyo/r01/pdf.html
Landrigan, P. et al., The Lancet Commisions on pollution and health. *The Lancet*, 391, 2018, pp.462–512.
Fuller, R. et al., Pollution and health：a progress update. *Lancet Planetary Health*, 6, 2022, e535–547.
WMO・UNEP『オゾン層破壊の科学アセスメント　2018 年版（統括要旨）』.
https://www.data.jma.go.jp/gmd/env/ozonehp/report2018/o3assessment2018.pdf
環境省『気候変動に関する政府間パネル（IPCC）第 6 次評価報告書（AR6）サイクル』2019b.
https://www.env.go.jp/earth/ipcc/6th/index.html
環境省 Web サイト「みんなで学ぶ、みんなで守る生物多様性：科学と政策の融合（IPBES）」2016.
https://www.biodic.go.jp/biodiversity/index.html
Steffen, W. et al., Planetary boundaries：Guiding human development on a changing planet. *Science*, 347（6223), 2015, p.1259855.
ロックストローム，J. 他／谷淳也他訳『小さな地球の大きな世界』丸善出版，2018.
Wang-Erlandsson, L. et al., A Planetary boundary for green water. *Nature Reviews Earth & Environment*, 3, 2022, pp.380–392.
中央環境審議会・地球環境部会・気候変動影響評価等小委員会『日本における気候変動による影響に関する評価報告書』2015.
Soga, M., & Gaston, K., Extinction of experience：the loss of human-nature interac-

tions. *Frontiers in Ecology and Environment*, 14（2), 2016, pp.94-101.

第 14 章　ヘルスプロモーションとメンタルヘルス

島内憲夫『ヘルスプロモーション入門』垣内出版，1996.
WHO, *The Ottawa charter for health promotion.* 1986.
WHO, *The Bangkok charter for health promotion in a globalized world.* 2005（島内憲夫・鈴木美奈子『ヘルスプロモーション――WHO：バンコク憲章』21 世紀の健康戦略シリーズ，垣内出版，2012).
島内憲夫「人々の主観的健康観の類型化に関する研究――ヘルスプロモーションの視点から」『順天堂医学』53（3)，2007，pp.410-420.
Ashton, J. et al., Healthy cities；WHO's new public health initiative. *Health Promotion International*, 1, 1986, pp.319-324.
厚生労働省『令和元年「国民健康・栄養調査」の結果』2020.
厚生労働省『令和 4 年版自殺対策白書』2022.
厚生労働省『平成 30 年版過労死等防止対策白書』2018.
国立障害者リハビリテーションセンター発達障害情報・支援センター『発達障害を理解する』
http://www.rehab.go.jp/ddis/understand/whatsdd/
WHO, *Commission on Social Determinants of Health-Final Report.* 2008.

第 15 章　コミュニティ活動（地域活動）

内務省衛生局『マラリアの豫防』内務省，1922.
内務省衛生局『各地方ニ於ケル「マラリア」ニ關スル概況』内務省，1919.
大鶴正満「戦後マラリアの流行学的研究」『日本医事新報』1470，1952，pp.2109-2113.
田中誠二・杉田聡・丸井英二「戦後占領期におけるマラリア流行の 2 類型」『日本衛生学雑誌』64，2009a，pp.3-13.
田中誠二・杉田聡・安藤敬子・丸井英二「風土病マラリアはいかに撲滅されたか――第二次大戦後の滋賀県彦根市」『日本医史学雑誌』55（1)，2009b，pp.15-39.
厚生労働統計協会編『国民衛生の動向 2022/2023』厚生労働統計協会，2022.
金子裕『新しい村をつくる――村長の記録』講談社，1967.
群馬県粕川村母子健康センター『母子保健と迷信――ひのえうまの迷信を解消するために』粕川村母子健康センター，1965.
朝日新聞社『アサヒグラフ』12 月 10 日号，1965，pp.10-15.

索引

あ～お

か～こ

さ～そ

た～と

な～の

は～ほ

ま～も

や～よ

ら～ろ

著者（五十音順）

朝倉隆司（東京学芸大学 名誉教授）
安藤寿康（慶應義塾大学 名誉教授）
逢見憲一（国立保健医療科学院 生涯健康研究部 主任研究官）
緒方裕光（女子栄養大学大学院 教授）
北島 勉（杏林大学 総合政策学部 教授）
金城芳秀（沖縄県立看護大学 教授）
河野可奈子（慶應義塾大学医学部産婦人科 特任助教）
杉田 聡
助友裕子（日本女子体育大学 教授）
瀧澤利行（茨城大学 教育学部 教授）
田中誠二（新潟大学 人文社会科学系 准教授）
友川 幸（信州大学学術研究院 教育学系 准教授）
中澤 港（神戸大学大学院 保健学研究科 教授）
峰松和夫（長崎大学大学院 人文社会科学域［教育学系］ 教授）
山内太郎（北海道大学大学院 保健科学研究院 教授）
渡辺知保（長崎大学 プラネタリーヘルス学環 学環長）

【編者】
丸井英二（まるい えいじ）
東京大学医学部保健学科卒業。東京大学教授、国立国際医療センター研究所・部長、順天堂大学医学部公衆衛生学教授を経て、現在、人間総合科学大学人間科学部教授。著書に『疫学／保健統計（第3版）』（メヂカルフレンド社）、『国際看護・国際保健』（弘文堂）等がある。

わかる公衆衛生学・たのしい公衆衛生学［第2版］

2020（令和2）年 1 月30日　初　版1刷発行
2023（令和5）年10月15日　第2版1刷発行

編　者　丸 井 英 二
発行者　鯉 渕 友 南
発行所　株式会社 弘 文 堂　101-0062 東京都千代田区神田駿河台1の7
TEL 03(3294)4801　振替 00120-6-53909
https://www.koubundou.co.jp

ブックデザイン　松村大輔
印　刷　三報社印刷
製　本　井上製本所

ISBN978-4-335-76024-2